1つ実行するだけで人生が変わる!

誰でもできる!「睡眠の法則」超活用法

作業療法士
菅原洋平 著

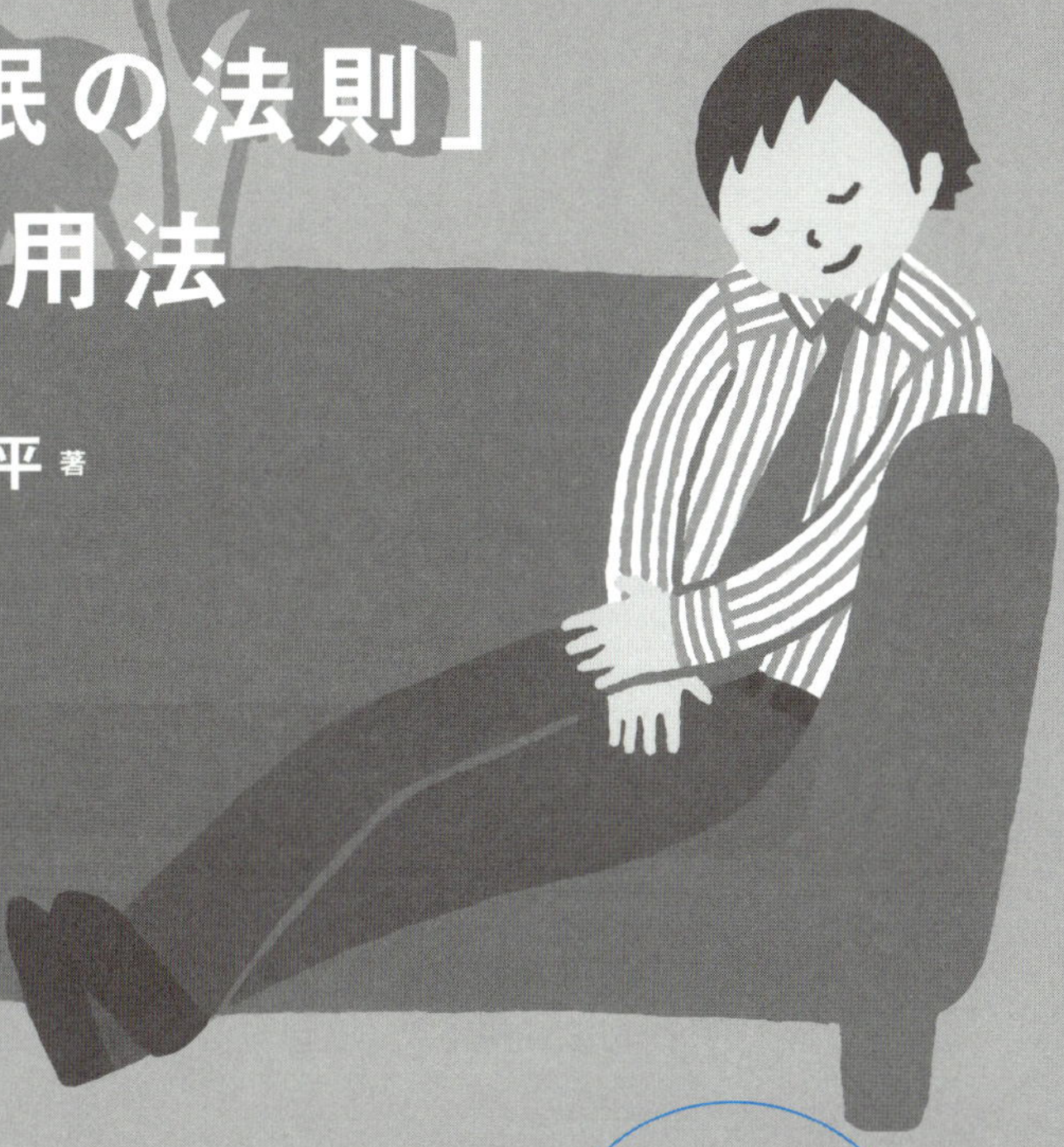

Q&Aで
疑問も悩みも
スッキリ
解消!!

自由国民社

はじめに

「最近忙しくて、なかなかまとまった睡眠がとれない」

こんな状況のときは、仕事でここぞという場面で瞬発力が発揮できない、夜まで作業する体力がもたない、と感じているのではないでしょうか。

しっかり睡眠をとらないと、体の調子が悪く、仕事もはかどらない……。だから、週末くらいはたっぷり眠ろう、としたのに余計疲れが出てしまった、翌週はまた調子が悪くなってしまった、ということはありませんか？　たっぷりの睡眠は、頭と体を回復させるはずなのに、なぜ、そうなってしまうのでしょうか？

周りを見回してみると、自分と同じように夜遅くまで働いているのに、バリバリ働いて会議中でもしっかり集中している人がいます。あの人は超人だから別物だな、と思いつつも、一体どうやって体調管理をしているのだろう？と思いますよね。

一方で、いつも眠そうにしていて、だらだらと仕事が遅く、やる気がなさそうな人もいます。コイツはしっかり眠っていないんじゃないか？　生活管理ぐらい社会人として基本的なことだろう、と説教をしたくなります。

必要なときに最大限に能力を発揮できることは、誰もがもつ希望であり、またそれが叶わないことが悩みでもあります。

医療の現場には、**自分の能力を最大限に発揮させる科学的な法則**があります。バリバリ活躍する人を別物だと思わず、あなたにも実行できる科学的な法則です。だらだら働く人には「ちゃんと眠れよ！」と説教するより、有効な解決策を教えてあげることができるのです。

「あなたの人生を変える睡眠の法則」を出版させていただいたことで、お陰さまで本当に多くの方々から、反響をいただきました。睡眠の法則の3つの大原則である「**起床から4時間以内に光を見て、6時間後に目を閉じ、11時間後に姿勢を良くする**」。これを実践して、日中の眠気が減った、夜まで集中できる、効率が上がって残業が減ったといった感想が寄せられています。日常のちょっとした工夫で、自然にやる気がわいてきて、意欲的に仕事に取り組めるように変わられた方が増えているのは、とてもうれしいです。

しかし、実践される中で、ご自分の普段行っている習慣は果たして良いのかという疑問や、できない場合はどうすればいいのかという疑問を持たれた方もいらっしゃると思います。

また、理屈は分かって実践したいと思っているけれど、今の忙しい生活にうまく取り入れられないという方も、まだまだいらっしゃいます。ご自身が効果を実感されていて、ご家族にも実践させたいと思われて、勧めてみたけどなかなかやってくれないといったご相談をいただくことも多いです。

この「睡眠の法則」第2弾では、多くの方が、**疑問にもたれた質問にお答えする**ことと、もっと**睡眠の法則が活用しやすくなるテクニック**を、まとめてお伝えいたします。

私の職業は、作業療法士です。**現状の中でどんな行動をすれば、生活が向上するかという、具体的な方法を提示するのが私の仕事です。**

作業療法士は、その人が日常生活の中でしていることを使って、脳や体の機能を高めていきます。効率よく仕事をしたい、自分の能力を高めたい、前向きに考えられるようになりたい。それを実現させるには、外から何か新しい方法を足すのではなく、毎日していることのやり方や、やるタイミングをちょっと変えるだけでいいのです。脳と体の仕組みを知れば、毎日生活しているだけで、もともと持っている能力をフル活用できるようになっていきます。

私たちの脳や体をフル活用する方法は、不規則で忙しい生活の中からこそ、見出すことができます。本書では、今の忙しさを、明日への推進力に変えるために、脳科学と臨床に基づいたリアルな方法を、お伝えいたします。**きっと「これならできる」という、ご自分にぴったりの方法が見つかるはずです。**

本当に役立つ方法は、現場の「デキる人」が経験的に編み出しています。日々努力されてきた中で編み出された習慣は、科学的な視点から見ると、とても理にかなっています。第6章では、現場のノウハウと、科学的な視点という両面から、毎日を充実させる方法を見ていきます。生活スタイルが似ている例からも、そうでない例からも、あなたの生活を大きく前進させるヒントが得られるはずです。

また、睡眠の法則は、誰にでも共通する普遍的なものですが、大原則である「朝昼夕3つの法則」のうち、どれにウェイトを置いた方が良いかは、年齢や性別、置かれている状況、仕事や生活スタイルによって、少し変わります。本書では、それらの点についてもコラムなどで適宜説明をしていきます。

最後に、本書は、あなたが**これまでの習慣をご自分の力で変えていく**ことを目標にしています。習慣を変えるには、**なぜ悪い習慣からなかなか抜け出せないのか、**という仕組みを知る必要があります。これは、脳の仕組みです。第7章では、脳が新しい習慣を取り入れるまでの過程を見ていきます。**脳の仕組みさえ分かれば、なかなか行動に移せなかったことが、いつの間にかできるようになっていきます。**

このように、本書では、第1弾よりも実践的な部分に踏み込んでいきます。第1弾を読んでくださった方もそうでない方も、3つの大原則のうち、あなたがどれを重視し、どんな方法で生活をつくっていけば良いかが分かります。さらに、あなたのご家族や周囲の方々を向上させていくことができるように、本書をご活用いただけたらうれしいです。

それでは、睡眠の法則をしっかり活用しながら、一緒にご自分の脳を成長させていきましょう。

目次

第2章　朝にしたいこと　47

第7章

やりたかったことができるようになる！「脳を成長させる方法」

第8章 菅原洋平の「スリープスクール」

第1章

わかりやすい睡眠のメカニズム

陥りやすい睡眠の落とし穴

睡眠は、２つの仕組みでつくられています。１つは「暗くなったら眠る」。もう１つは「疲れたら眠る」です。前者は、本書で取り扱う生体リズムによって自然に眠くなる仕組みで、後者はホメオスタシスと呼ばれる、生体が均等な状態を維持するための機構によって、疲れた分だけ眠って回復させるという仕組みです。

ところが、みなさんは、暗くなっても眠くはならず、疲れているはずなのに眠れないという経験があるのではないでしょうか？　睡眠が不足している自覚はあって、早く眠らないとまずいと思っているのに就寝が遅くなってしまう。そんなサイクルからなかなか抜け出せないことに、苛立ってしまうこともあるかもしれません。

実はこれは、睡眠の仕組みを理解する上でのちょっとした誤解が原因です。それは、**「睡眠は休むためのもの」という誤解**です。１日がようやく終わり、ひとりの時間になると、今日の反省は今日のうちにしておかないと、と思いつつ、気分転換をしているうちにずるずると就寝が遅れてしまう。また、様々な用事が立て込んでしまっているときは、休んでいる暇などないから、睡眠は削らざるを得ない。

このように考えてしまっていませんか？　実は、睡眠は休むためだけのものではありません。**1日の反省をするのも、明日からの予定を立てるのも、睡眠が担うべき役割**なのです。まずは、今までの睡眠についての誤解を解いて、新しい考え方をセットしましょう。

「反省はその日のうちに」が悪循環を生む

「何時に眠ればいいいんですか？」というご質問をいただくことがあります。

ヒトは、「暗くなったら眠る」、「疲れたら眠る」という仕組みなので、本来は眠る時間を考える必要はありません。

私たちに備わっている生体リズムは、就寝時間からではなく、起床時間からスタートします。

脳のマスタークロックである視交叉上核《しこうさじょうかく》が光を感知すると、体内の細胞に存在する時計遺伝子の活動時間が決まり、生体リズムが刻まれます。つまり、**眠る時間はその日の起きた時間によって決まる**ということです。

例えば、休日に昼前まで眠っていて、明日は月曜日だから早めに眠ろうと思ってベッドに入ったのに、結局なかなか寝つけなかったというご経験があると思います。これが、眠る時間は起きた時間によって決まるという現象が実感された場面です。

通常は、成人では起床から16時間後、子どもでは14時間後に夜間の自然な眠気がくることが知られています。

脳にとっての生活のスタートはあくまで起床したときなので、**「何時に起床するか」を決めることが重要**です。

ではなぜ、私たちは自分の適切な就寝時間を考えてしまうのでしょうか。それを知るために、眠る前の行動を振り返ってみましょう。

忙しい1日がようやく終わり、眠る前はようやくひとりになれる時間です。ここで、頭の中では今日の反省をします。「山田さんにとっさに聞かれてあういう言い方をしたけど、こう言えば良かったかも」というように、今日の出来事を振り返り、修正すべきことをぼんやりと考えます。一通り、この作業が終わると、次は明日の予定について考えます。「気になった本を調べておかなきゃいけなかった、明日訪問する取引先の会社の概要を見ておくんだった、それと……」という感じで、やらなければならないこと、やり忘れていることが思い出されます。

頭の中ではこんな感じで反省と予定立てが浮かんでいるのですが、単調な毎日からちょっと抜け出したい気持ちで、テレビやネットをつけてしまい、なかなかやるべきことに手がつけられない。でも「その日のうちに反省しないと」と思い、睡眠を削ります。そして、いざ眠ろうとするとなかなか寝つけなくなってしまいます。

翌日は、というと、朝になってもなかなかベッドから出られず、イライラしてしゃべりたくない。「あれもこれもやらないうちに今日になっちゃった」と昨夜の自分に苛立ちつつ、焦ります。出勤して仕事が始まると眠くてしょうがなく、デスクに飲み物をたくさん置いて頻繁に飲んだり、気分転換にコンビニに行ったりするけど、帰ってくるとやっぱり眠い。夕方頃にドタバタと忙しくなり、夜に帰ってくるとどっと疲れが出てしまい、せめて気分を変えようとテレビをつける。

このような生活サイクルだと、毎日が必要以上に忙しく感じてしまいます。この中に、疲れているのに睡眠を削る理由が見つかります。それは「その日のうちに反省しないと」という考えです。

「反省はその日のうちにしなさい」

この言葉は、子どもの頃や学生時代に、誰もが一度は言われたことがあるのではないでしょうか。どうやら、私たちはこの考えにしばられて、自ら睡眠時間を削ってしまうようです。

それでは、反省をその日のうちにせず、家に帰ってきたらバタンと眠ってしまったという日はいかがでしょうか。やらなければならないことがあったはずなのに昨日は寝ちゃったと思いつつも、頭がスッキリしてやるべきことは明確になっていたというご経験がありませんか？　実は、**睡眠には、捨ててよい記憶を捨て、本当に反省すべき記憶だけを残すという働きがある**のです。

疲れればどうせ眠るだろうと思っていませんか？

「疲れたから眠る」というホメオスタシス機構は、疲労によって傷ついた神経や細胞を回復させるので、休むという言葉がぴったり当てはまりますが、ホメオスタシス機構は、単に回復を担っているわけではありません。

「疲れた」という状態を、脳の情報処理量という視点から見てみましょう。１日仕事をすると、脳にはたくさんの情報が溜まります。溜まった情報は、その意味を知らなければなりません。脳の中で、その情報にはどんな意味があって、どのカテゴリーに入るのか、という処理がされます。一度にたくさんの出来事が重なれば、それだけ頭の中はごちゃごちゃになるので、情報処理作業には負担がかかります。

さて、私たちは、頭がごちゃごちゃになると頭の整理をしたくなるので、起きているうちに今日の反省と明日以降の予定を立てようとします。忙しければ忙しいほど、ごちゃごちゃ度がひどく、整理するにも時間を要するので、**「休んでいる暇などない」と考え、睡眠を削ります。**

しかし、実は、**このごちゃごちゃを整理する作業は、睡眠が担うべき作業**なのです。睡眠中には、脳内に溜まった情報が整理されます。不要な情報は消去し、問題が解決できそうな既存の情報と結びつける作業です。これは、比喩的な表現ではなく、実際の脳内の神経細胞は、その重要度が選別され、不要な細胞はアポトーシスという作用によって、死滅します。これによって、無意味な細胞にエネルギーを奪われることがなくなり、脳内のエネルギー効率が向上するのです。さらに空き容量が増えたことで、新しい神経細胞が生まれやすくなります。

せっかくこんな働きがあるのに、睡眠を削ってでも起きているうちになんとかしようと思ってしまうのは、もったいないことです。

睡眠中には意識がないので、私たちはどうしても意識がある覚醒している時間を重要視しがちです。疲れたらどうせ眠るんだろうから、起きていられるうちは起きていようと考えることもあるのではないでしょうか。

しかし、脳というものをいったん自分から切り離して、その働きを見てみると、意識がない睡眠中の働きは、今の自分を大きく成長させる重要な資源だということが分かっていただけると思います。

睡眠は、今日の疲れをとるだけではなく、今日の反省をし、明日の準備を整えるものでもあるのです。ただし、その作用は、ただ眠るだけではうまく働きません。**睡眠の質を上げることで、脳内の情報整理能力が上がる**のです。そこで次は、睡眠の質を上げる３つの重要なホルモンを見ていきましょう。

睡眠の質を上げる3つのホルモン

質の良い睡眠はどんな睡眠ですか？という問いには、「睡眠中に分泌されるホルモンが充実しているのが良い睡眠です」というのが1つの回答です。

みなさんの中には、睡眠には特に困っていない方もいらっしゃれば、眠れない、日中眠いなど睡眠の問題を抱えている方もいらっしゃると思います。ご自分の睡眠に満足できない方に、満足できる睡眠とはどんな感じですか？とお聞きすると、「ぐっすり眠れてスッキリ起きられる」と大抵答えられます。満足いく睡眠の価値観は、人それぞれだと思いますが、ここではその**「ぐっすり」と「スッキリ」をつくるホルモン**に着目します。

睡眠中は時間ごとにホルモンが分泌されて、脳と体は、かなり忙しく作業をしています。その中でも「ぐっすり」と「スッキリ」に重要なホルモンは3つです。

入眠から３時間以内に最大に分泌される成長ホルモン
入眠から３時間後に最大に分泌されるメラトニン
起床３時間前から分泌され起床時に最大に分泌されるコルチゾール

この３つのホルモンを適切なタイミングでたっぷり増やすことができれば良いということです。しかし、これらのホルモンがすべて同じ因子で増えてくれれば「これさえやればＯＫ！」と、話は単純なのですが、**３つとも別の因子で分泌量が増える**ので、少々ややこしい仕組みになっています。私たちはこのややこしい仕組みによって、朝起きられなかったり、眠った感じがしないなどの悩みを抱えるわけですが、反対に、このややこしい仕組みのおかげでヒトの柔軟性がつくられ、どのような環境にもしなやかに対応することができます。

この３つのホルモンについて、その特徴と増やすために必要な因子を見ていきましょう。

眠り始めを充実させる「成長ホルモン」

眠り始めを充実させる成長ホルモンは、**睡眠が深いほど分泌量が増えます。**

私たちの日常生活の中で、成長ホルモン分泌を促す刺激には次のようなものがあります。

- **運動**
- **低血糖**
- **絶食**
- **心理的ストレス**
- **睡眠**

睡眠以外は、脳や体に何らかの負荷がかかった状態ですね。適度な負荷がかかったときに、生きる力が増幅するというのは、植物の成長などをイメージされると理

図１：成長ホルモン分泌量の変化

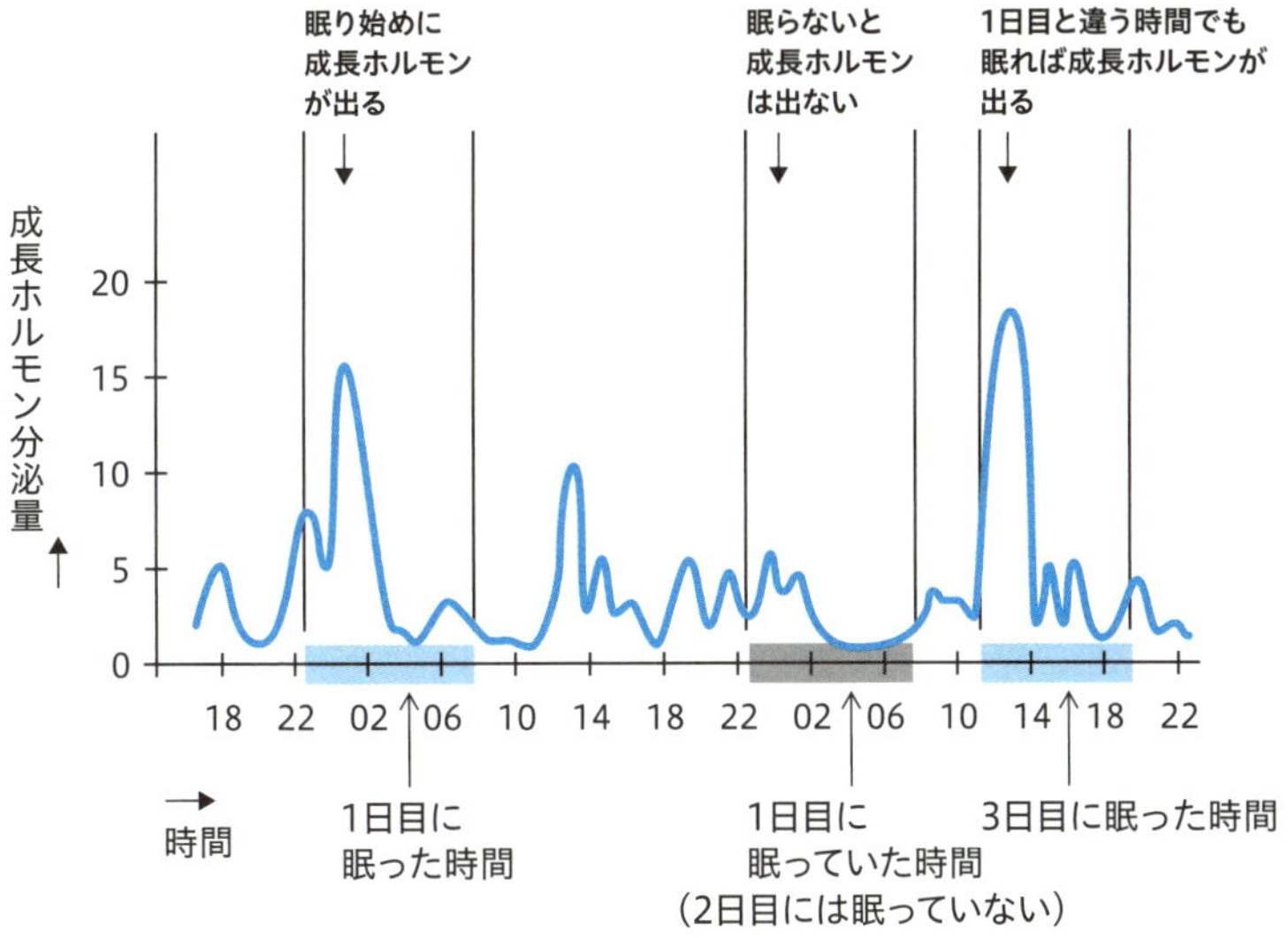

解しやすいのではないでしょうか。

さて、成長ホルモンの分泌を時系列で追ってみていきますと、一定のリズムがあることが見えてきます。

上のグラフは、成人男性が１日目の23時から２日目の７時まではいつも通り眠り、その後３日目の11時まで28時間眠らずに過ごした後、11時から19時まで眠ったときの、成長ホルモン分泌量を示しています。

成長ホルモンは、**眠り始めの3時間にピークがみられ、そのピークは眠る時間に合わせて変わる**ということが知られています。つまり、先ほどの成長ホルモン分泌を促す刺激の中では、睡眠が最も強力な因子であり、その睡眠の中でも眠り始めの3時間が最も重要ということです。

眠り始めの3時間とは言っても、3時間ずっと同じように分泌されているわけではありません。ヒトの眠りは、80分台~100分台の約90分サイクルを持っていて、約90分ごとに睡眠が浅くなります。成長ホルモンは、睡眠が浅くなると分泌が減り、再び深くなると増えるという性質があります。つまり、**深い睡眠をしっかりつくれば、成長ホルモンは増える**ということです。そして、睡眠が深くなるということは、内臓の温度である深部体温が下がるということです。後ほどご説明します深部体温リズムにより、深部体温が最高になる起床から11時間後をより高めることで、**眠り始めの体温を急激に下げ、成長ホルモンの分泌を促進させる**ことができます。これで「ぐっすり」がつくられます。

美容や健康に関心が高い方は、成長ホルモンという言葉をよく耳にされていると思います。最も有名な作用は成長促進作用ですが、タンパク質や炭水化物、脂肪の代謝作用もあります。成長ホルモンが不足している成人に投与すると、体脂肪が減少し、これによって代謝率が高まり血漿コレステロールが低くなるという作用が認められます。

実は、不眠治療を実践している専門家は、**睡眠が整ってくると患者さんがやせる**ことをよく経験します。睡眠のリズムが乱れていると、眠り始めが深くなりません。成長ホルモンの分泌量が減れば、炭水化物や脂肪の代謝が減ります。すると体には、「代謝が低下したなら、おそらく翌日の食事摂取は少ないだろう。食事にありつけなかったときのために、中性脂肪としてエネルギーを蓄えておこう」という反応が起こり、結果的に体重が増えてしまいます。不眠治療はこの悪循環を変えていたということです。

眠りの中盤を充実させる「メラトニン」

眠りの中盤を充実させるメラトニンは、**光によって分泌量が決まります。**

メラトニンは、睡眠のリズムをつくる役割を担い、光を感知すると分泌が減り、暗くなると分泌が増える特徴があります。メラトニンは、朝減って夜増えるというリズムをもっているので、**朝は強い光を見てメラトニンをしっかり減らし、夜はなるべく暗くすることが大切**です。

次ページのグラフでは、夜中に光を浴びると、増えるはずのメラトニンが急激に減ってしまう様子が分かります。

メラトニンが減ってしまうと、どのような影響がでるのでしょうか。メラトニンは、１９８０年代以降に**強い抗酸化作用がある**ことが明らかになり、老化、炎症、動脈硬化、がんなどの疾患を抑制する物質として注目をされています。

図２：メラトニンの分泌量の変化

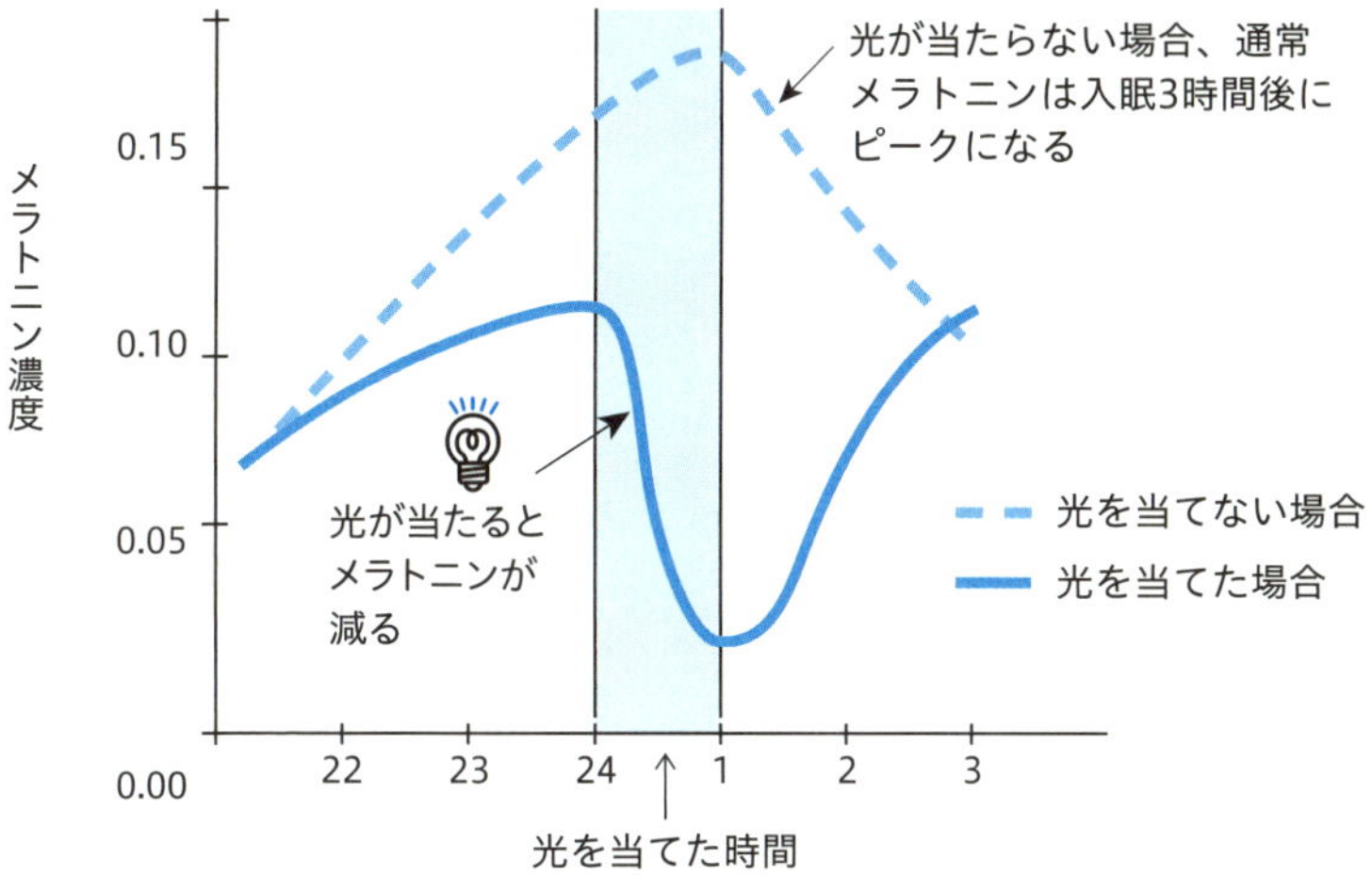

　メラトニンがなぜ疾患を抑制すると考えられているのかを、もう少し詳しく見てみましょう。

　活性酸素という言葉をご存知でしょうか。私たちの体の中の分子は、通常偶数の電子を持っていますが、これが奇数の電子しか持たないのが活性酸素です。活性酸素は安定を得るために他の分子から電子を奪います。すると電子を奪われた分子は、また別の分子から電子を奪います。このように、正常な分子から電子が奪われることを「酸化」と呼び、電子をとってくることを「還元」と呼びます。

活性酸素によって「酸化」された分子は破壊されます。これが積み重なると、細胞膜が壊れたり、ＤＮＡが損傷されてしまうことから、活性酸素は、老化や疾患を引き起こすと考えられています。

抗酸化作用とは、この活性酸素による「酸化」を防ぐ作用です。メラトニンは、抗酸化物質の中でも最も強力な物質です。

電気をつけたまま眠ってしまった朝は、肌が荒れて体もだるくなります。夜の照明によって、メラトニンが減ってしまい「酸化」が促進されてしまったのです。夜の**メラトニンがたっぷり増えることは、昼間に受けた体の中のダメージを回復し「スッキリ」目覚めることにつながります。**

生活が不規則になってしまう方は、起床したら強い光を見て、眠る前にはできるだけ暗くするというように、ご自分で朝と夜をつくれば、余計な疲れが出てしまうことを防げます。

眠りの最後を充実させる「コルチゾール」

眠りの最後は、コルチゾールという物質によって起床準備をしています。コルチゾールは**起床時間によって分泌量が決まります。**

次ページのグラフは、先ほど成長ホルモンのところで用いたグラフと同じ条件でコルチゾールの分泌のタイミングが示されています。**起床する3時間前から分泌が増えて起床時がピーク**になっています。睡眠の後半では、血圧、血糖値を高めて、起きられる体をつくっているということです。

成長ホルモンの分泌と違うところは、2日目に眠っていなくても、1日目とほとんど同じタイミングで分泌されているということです。ここから、コルチゾールは**時間に依存する性質**があることが分かります。つまり、**起床時間を一定にすれば、「スッキリ」起きられる**ということです。起床時間が一定という基準は、**勤務日と休日の起床時間の差が、前後1時間程度**ということです。この範囲に収めることが

図3：コルチゾールの分泌量の変化

起きる時間に
ピークになる
眠っていなくても
同じ時間に
ピークになる
1日目と違う
時間に起きると
ピークが低くなる
コルチゾール分泌量
20
15
10
5
0
18 22 02 06 10 14 18 22 02 06 10 14 18 22
時間
1日目に
眠った時間
1日目に
眠っていた時間
(2日目には眠っていない)
3日目に眠った時間

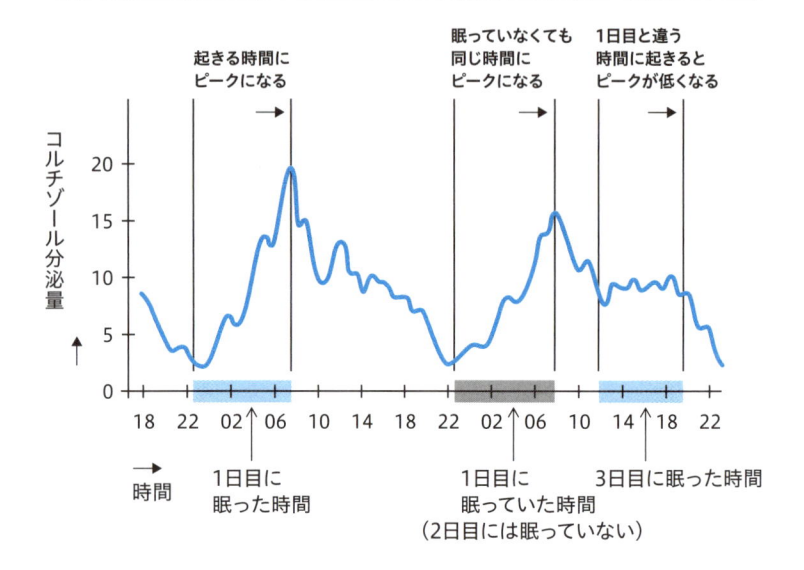

できれば、良いリズムがつくられているということになります。

このコルチゾールは、みなさんはステロイドという名前で聞いたことがあると思います。ステロイドは多くの種類がありますが、その中でもブドウ糖やタンパク質の代謝の作用が強い糖質コルチコイドがヒトではコルチゾールと呼ばれています。

ヒトは脳や体に害のある刺激を受けると、副腎皮質刺激ホルモン（ACTH）が分泌され、コルチゾールが増加します。コルチゾールは交感神経を高めるので、血圧や血糖値が上がります。このACTHを増加させる有害刺激がストレッサーと名付けられ、私たちは日常的に「ストレス」と呼んでいます。ストレスに対抗する準備を十分にしてから起床する仕組みがもともと備わっているぐらいなので、もしかしたら起きて活動するということ自体が、私たちにはストレスなのかもしれませんね。

これら3つのホルモンの特徴から、私たちが睡眠を充実させるためにやるべきことが導き出されました。

「眠り始めを深くすること」

「起床後光を見て就寝時は暗くすること」

「起床時間を一定にすること」

これらをさらに、私たちの1日の行動に自然に反映させるために、睡眠の仕組みである生体リズムを見ていきましょう。

ヒトには3つのリズムがある

睡眠を充実させ、脳を成長させるには、特別な方法を実践するより、毎日の生活の中に自然に必要な要素が落とし込まれている方が、効率的で永続的です。特別に時間を割いたりグッズを用意したりせずに、生活していることそのものを活用するには、私たちヒトにもともと備わっている生体リズムを知る必要があります。

私たちの生活に特に密接に関係した生体リズムとして、本書では次の3つを取り扱います。

メラトニンリズム
睡眠－覚醒リズム
深部体温リズム

メラトニンは、網膜から光を感知すると減り、暗くなって光が減ると分泌が増えます。**朝の光を受けて起床から4時間以内は分泌が減り、夜になるにつれて分泌され始めて、入眠から3時間後に最も多く分泌されるリズム**を持っています。これをメラトニンリズムと呼びます。

睡眠－覚醒リズムとは、ヒトが自身の脳の働きを管理するために、**1日に2回眠くなるというシステム**です。私たちの脳には、頑張って仕事をしていてもゴロゴロ寝ながらテレビを観ていても、目覚めている限り同じように睡眠物質が溜まっていきます。睡眠物質が充満すると、眠気を引き起こし物質の分解が始まります。これが**起床から8時間後と22時間後**の2回見られます。これが睡眠－覚醒リズムです。

深部体温リズムとは、**内臓の温度がつくっているリズム**です。内臓の温度とは直腸体温とも呼ばれます。ヒトを含め動物は、深部体温が高くなるほど元気になり、低くなるほど眠くなります。起床から徐々に深部体温が上がり、11時間後に最も高くなり、22時間後に最も低くなります。**起床から11時間後は最も体がよく動く時間帯で、22時間後はヒトが活動できなくなる時間帯**ということです。これが深部体温リズムです。

私たちは、特に意識をしていなくても、この3つのリズムにしたがって、生活しています。脳の中に3つ時計があると思ってください。6時起床の生活の場合は、1つ目の時計は、10時を指しています。この時間には最も頭が働きます。脳の中のメラトニンは、朝の光によって分泌が停止し、脳波活動が最大になる時間帯です。

２つ目の時計は、14時を指しています。この時間はとても眠いです。脳内の睡眠物質が覚醒を低下させています。３つ目の時計は、17時を指しています。この時間は最も体がよく動きます。深部体温が最高になる時間帯です。

この３つのリズムが整っていれば、良いわけですが、忙しい毎日ではリズムを乱す行為をしてしまいがちです。朝目覚めてもカーテンを閉めたままでメラトニンが減らず、午後の眠気を乗り切るためにカフェインを多飲して睡眠物質が減らず、夕方に疲れが出て居眠りをして深部体温を下げてしまう。こうなると、睡眠の質も悪くなり、疲れも溜まりやすく、パフォーマンスも低下してしまいます。

３つのリズムがもともと備わっているとはいっても、その仕組みは壊す行動をしていれば壊れます。リズムに頼りすぎずに、**リズムを助ける行為を生活に挟みこむことで、生体リズムをフル活用していきましょう。**

最も大切なのは朝昼夕の3つ！「4-6-11の法則」

朝昼夕にそれぞれ3つの行為をすれば、生体リズムをフル活用できます。

メラトニンを減らすことができる限度は起床から4時間後です。そこで、起床から4時間以内に光を見ます。

起床から8時間後の眠気を根本的に回避するには眠る以外に方法はありません。重要なことは、眠くなる前に目を閉じることです。そこで、眠気が出る前の起床から6時間後に目を閉じます。

深部体温を上げるには、熱産生器官である筋肉を使うのが最も効果的です。そこで、深部体温が最高になる起床11時間後に姿勢を良くし、筋肉を使って体温を上げます。

「起床から4時間以内に光を見て、6時間後に目を閉じ、11時間後に姿勢を良く

する」

これが**大原則**です。これは、起床時間が何時の生活であっても適応できます。私は、この睡眠の法則を企業向け研修でお話していますが、研修を受講された方々は**「4－6－11の法則」**と呼んでいます。何時間後に注意すべきかが分かりやすいと思いますので、皆さんも「4－6－11の法則」と覚えてみてください。

研修では、コルチゾールの分泌を充実させるために、**就寝前に「起床時間を唱える」**を加えて、4つのことを実施していただいています。

次の第2章から、朝昼夕夜の順番で、それぞれ実践するための具体的なテクニックをご紹介していきます。

第１章のポイント

◎睡眠には、頭の中を整理する働きがある。

◎就寝時間より起床時間を決めることが大切。

◎眠り始めの体温を急激に下げれば、成長ホルモンが増える。

◎朝の光で夜のメラトニンが増えて、体が回復する。

◎起床時間をそろえればコルチゾールが増えて、スッキリ起きられる。

◎「起床から４時間以内に光を見て、６時間後に目を閉じ、11時間後に姿勢を良くして、就寝前に起床時間を唱える」ことが大鉄則。

第2章

朝にしたいこと

朝の機嫌の悪さをあきらめていませんか？

朝は無口。別に何か気に食わないことがあるわけではない。家族も、朝は私にできるだけ話しかけないように気をつけているらしい。悪いとは思うが、母も同じように機嫌が悪いのでこれは体質。今さらどうしようもないこと。最近、朝活の話題にイラッとする。（30代女性）

うちの妻は朝が怖い、というサラリーマンの方々のひっそりとしたぼやきを耳にすることがあります。朝が怖いと言われる当事者も、私は朝が不機嫌だと開き直ってしまいがちです。確かに、遺伝子によっては夜型の遺伝子もあるので、親から受け継いだ体質であるということもあるとは思いますが、本当に仕方がないことなのでしょうか？　そもそも、なぜ朝に不機嫌になってしまうのかを見ていけば、今までの不機嫌さをガラッと変えられる方法が見つかるはずです。

朝の不機嫌さの原因で考えられるのは、平日より休日の起床時間が遅くなっていることです。平日6時に起床しているけど、休日には9時まで寝ているという生活は、誰もが経験があると思います。ゆっくり寝ていられる休日は幸せそのものですし、この時間があるから平日なんとか頑張っていけていると思いますよね。

しかし、これは逆なのです。**休日にゆっくり寝ていることが平日のイライラをつくってしまい、それを解消しようとして休日にゆっくり寝ていたくなる**という負のスパイラルに陥っているのです。


休日の朝、ゆっくり寝ていることがなぜいけないのか。それを知るために2つの物質の作用を見ていきましょう。

1つ目は、**セロトニン**という物質です。セロトニンという物質は、予想もしない事件が突然起こってもいちいちびっくりしないように、脳の覚醒をゆるやかにする作用があります。セロトニンが欠乏した脳では、些細なことにいちいちびっくりして警戒し、おどおど、びくびくしてしまいます。子どもがセロトニン欠乏状態になると、元気がない、自信がなさそうな様子として表れますし、脳の神経が成熟した大人では、明確な理由がないのに人の話やテレビの内容にイライラしたり、逆に外からの刺激に反応できずに無関心、無気力になってしまいます。

セロトニンは、第1章でご紹介した**メラトニンと相反するリズムをもっています。**休日に部屋が暗いままゆっくり寝ていると、脳内のメラトニン分泌がストップしません。メラトニンが減らなければ、セロトニンが増えないので、結果的にセロトニンが欠乏した状態になってしまいます。

休日にゆっくり起きて幸せなはずなのに、洗わずに溜まったお皿やほったらかしの洗濯物を見てイラッとしたり、片付けるのが面倒くさいと無気力になってしまうのは、このためです。セロトニン合成のスピードには性差があり、**女性は男性より合成のスピードが遅い**ことが知られています。女性の方が、朝、不機嫌になりやすいという仕組みがあるので、**女性は特に、休日の朝に暗いまま過ごさないように意識して対処する必要がある**ということかもしれません。個人の性格のせいではなく、そのようなつくりになっているのだということを知っていれば、冷静に淡々と解決することができそうですね。

さて2つ目は、第1章でご紹介した起床準備をしているコルチゾールという物質です。いつも同じ時間にコルチゾールが分泌されるわけですが、十分分泌されていない状態では起床することはできません。

こんな実験があります。「6時に起こすよ」と伝えられていた人は、夜中の3時からコルチゾール分泌が始まって、6時辺りがピークになります。ここで予告通りに起こすと、起床もスムーズです。しかし、「6時に起こすよ」と伝えておいて、その人を4時に起こしたらどうなるでしょう？　その結果は、4時に起こされた時点でコルチゾールの分泌が急激に高まりました。準備が整っていなかったので、体が急いで間に合わせたという感じです。起こされた人は、むっとした顔でボーっと黙っているという状態。まさに朝の不機嫌さを体現したような様子だったということです。このなんとも過酷な実験に取り組んでくださった人たちのおかげで、私たちの朝の不機嫌さを解消するポイントが見えてきました。

コルチゾールが急激に増えると不機嫌になる。コルチゾールが、神経系に作用すると、ピリピリと敏感になり、不安になり、集中力を欠きます。うつ病の方は、尿の中に含まれるコルチゾールが元気な人の2倍あることが知られています。**朝、予定外の時間に起こされただけで、脳内は一時的にうつ病と同じような状態**がつくられるということです。特別なストレスが不機嫌の原因などではなく、自分自身でも不機嫌になりやすい状態をつくってしまっているということです。

例えば、勤務日に6時に起きている人が、休日に9時まで眠っていた場合を見てみましょう。

コルチゾールの立場では、いつもの時間通り分泌されますが、「あれ？　まだ起きないの？」と空振りをした感じです。9時に起きれば、体を起こしますので、やはりここでもコルチゾールは分泌されます。タイミングをずらされた側としては、次の分泌時間の予測がつきにくくなります。次も遅く起床してくるかも、とにらんで準備しておきます。

ところが翌日は、いつも通り6時に目覚ましが鳴って起床したとします。不意をつかれたコルチゾールは急いで分泌を間に合わせる。その結果、不機嫌になってしまうということです。

コルチゾールの分泌は、一定の時間にピークになる仕組みではありますが、自らこの仕組みを乱せば負担がかかります。体の仕組みに頼りすぎず、逆に助けてあげる発想が必要なのです。

セロトニンとコルチゾール。この**２つのホルモンを朝の時点できっちりそろえておく**ことが、どうやら私たちの不機嫌さを解消するポイントだということが、お分かりいただけたと思います。

それでは、２つのホルモンがタイミングよく分泌される具体的な方法を考えていきましょう。

起床から1時間以内の光が最も効果的

ここでは、4－6－11の法則の、最初の4の部分を活用します。「起床から4時間以内に光を見る」ということでした。この4時間以内というのは、もう少し詳しく言うと、**起床から4時間までが、光でリズムを整えられる限度です**、という意味です。光を見てメラトニン分泌を変えるには、最適なタイミングがあります。

1日の長さを表す位相《いそう》。これに影響を与えるのが光です。次ページの図は、その光がどのタイミングで当たると位相はどのように変化するのかが表されています。用語は難しいですが、ポイントは単純です。

最低体温になる朝4時より前に光を見ると、位相は後ろにずれて、夜更かし朝寝坊のリズムになります。夜中まで明るいところで過ごしているというのが、ちょうどこの現象です。朝は起きられなくなりますし、次の夜はもっと夜更かしになります。一方、**最低体温の朝4時より後に光を見ると、位相は前にずれて、早起き早寝**

図４：最低体温の前後で異なる位相のズレ方（６時起床の場合）

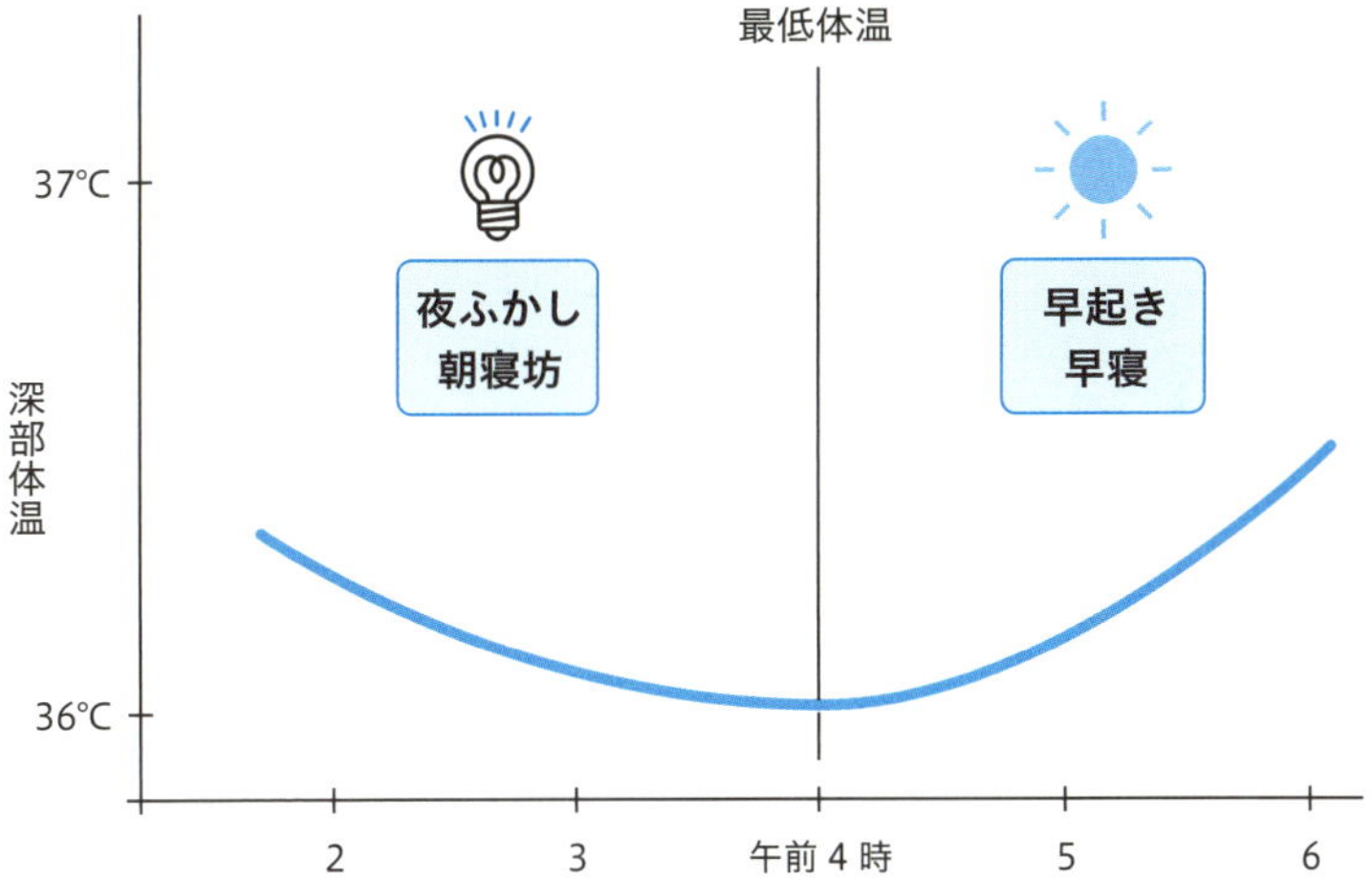

のリズムになります。朝、早起きをして明るいところにいると、夜はなかなか遅くまで起きていられなくなっていきます。朝、早く起きてしまったから散歩をしたり、お庭の手入れをしていたら、夕食の時間ぐらいに眠くなってしまい、朝方に目覚めてしまうというご年配の方がよくいらっしゃいますが、これは位相が前に進んだという現象です。

この位相が反応する感度がもっとも高いのが、**最低体温から前後2～3時間あたりのタイミング**です。意図的に早起きにしたり、夜遅くまで起きていられるようにしようという場合には、この位相反応が高いタイミングで光を見れば良い、ということになります。一般の日勤をしている方が、朝スッキリ起きられるようにするためには、6時起きの場合、7時までに光を見るのが効果的ということです。

では、10時に仕事が始まるので、いつも8時に起きている人はどうすればよいでしょうか？　ここで、最低体温の時間帯が基準だということが重要になってきます。最低体温は常に朝4時ではありません。深部体温リズムは、基本的には夕方最も高く、明け方最も低いリズムですが、このリズムをずらした生活を2週間以上していると、深部体温リズムもずれていきます。8時起床の生活を続けていると、深部体温リズムも2時間程度後ろにずれていますので、最低体温になるのは朝6時ごろということになります。最低体温は、平均的な起床時間の22時間後です。ですから、8時起床の方は、9時までに光を見ると効果的だということになります。

起床時間がころころ変わる職業の方は、**平均的な起床時間を自分の朝と決めて、その時間から1時間以内に光を見るように意識する**ことでリズムのズレを防ぐことが大切です。

窓から1m以内にお気に入りの椅子を置く

せっかく早起きしても部屋の中央で過ごしていては、脳が目覚めたことにはなっていません。朝起きると、トイレに行って、テレビをつけて、朝食の仕度をして、洗面所に行ってからテーブルで朝食をとって、着替えて家を出る。こんな朝の生活動線の方が多いのではないでしょうか。

ここで注意していただきたいのは、**早く起きているのに、家を出るときになってようやく脳に光が届いている**ということです。この時点で起床から1時間ぐらいは経過していると思います。このまま仕事に向かうと、脳は1時間遅れでスタートしているので、仕事に取り掛かってからエンジンがかかってくるまでにしばらくかかり、お昼前ぐらいにはかどり始めたら昼休みになるという、ちょっともったいないリズムになってしまいます。

メラトニンの分泌が止まる光の強さは、1000〜2500ルクス以上です。一般のご家庭は、テーブルの位置でだいたい500ルクス程度の明るさです。メラトニンを止めて脳を目覚めさせるには光が弱い。そこで、ほんの少し歩いて窓から1m以内の場所に行ってみてください。すると、光の強さは3000ルクス程度、さらに外を見ると5000ルクス、外に出ると1万ルクス以上と急に強くなります。

毎日の生活の中では、わざわざ脳を目覚めさせようなんてことは考えませんので、あわただしい朝の生活の中で、自然に光が脳に届けられる仕組みをつくることが必要です。例えば、新聞を毎朝読む方は、椅子を窓から1m以内のところに置いておき、そこで読んでみてはいかがでしょう。窓際の椅子に座ってテレビを観たり、メールチェックなどをしても良いと思います。窓の結露を拭いたり、換気をすれば自然に窓際に行けます。

毎朝していることをあらためて振り返ってみて、その行動の中で窓際でもできることを探し、その行為を窓際でするように変えてみてください。

以前、寝室の窓が足側にあり、朝目覚めたらなんとか体を起こしてカーテンを開けて、足側を頭にして二度寝するという方がいらっしゃいましたが、これも良い方法だと思います。とにかく、今の生活でできる範囲で、起床したらなるべく早い段階で窓から１m以内に入るということが大切です。

脳だけ起こして二度寝する

明るくすることはできても、起きられないという方もいらっしゃいます。先ほどの方のように、ベッドの反対側の窓際を頭にして眠ってしまうと、結局二度寝してしまったと後悔することがありますが、全然ダメではありません。

ダメだったと感じるのは、睡眠を１日単位で考えられているせいだと思います。「今日起きられなかったらダメ」と、つい考えてしまいますが、生体リズムは１日で完結する現象ではありません。光が脳に届く時間が少しでも早まれば、翌日はリズムが早まりやすくなります。**今朝のがんばりは、数日後、数週間後の朝を変える**

ことになるのです。

朝、なんとか脳に光を届けることができたら、メラトニンは減り、その変化は、メラトニンリズムを前に進めます。しかし、ヒトの生体リズムは1日24時間より長いので、**リズムを1時間前に進めるのに、約1日かかります。**ある週末に朝まで飲んでいて、朝の5時ごろ眠って昼過ぎに起きると、この5～6時間のリズムの遅れを取り戻すには、約1週間かかることになります。

ただ、**毎朝、窓から1m以内に入ることを実践できれば、確実にリズムを前にずらすことができている**ので、次の週には、午前中の頭のスッキリ感と体の軽さを自覚できるはずです。そうなれば、そもそも二度寝欲求は起こってこなくなるので、休日の朝は自然に起床して、時間を有効活用することができると思います。

朝まで飲んだ日は、カーテンを開けて眠る

仕事が終わった金曜日には、パーッと朝まで飲んでスッキリしたいものです。リ

ズムがずれることは分かっていても、やっぱり飲まないとやっていけない。または、お仕事の付き合いで朝まで飲むという場合もあると思います。

そんなときは、帰宅後にカーテンを開けて眠りましょう。朝から暗くして眠ってしまうと、朝の光を感知しないので、リズムは遅れてしまいます。これだけを防げば、後は自由です。朝から眠るときは、カーテンを開けて、自然に光が入る状態にして眠りましょう。**脳が光を感知すると、暗い場合に比べてそれほど長く眠ることができません。**いつもなら昼過ぎまで眠っているのに、10時頃に目覚めてしまうと思います。これで良いのです。**目覚めてしまって、眠り足りない感じがしたら、15時までにさらに仮眠をとりましょう。**そして、その仮眠は深部体温が上がる夕方には絶対にかからないように気をつけておけば大丈夫。楽しく朝まで飲んだ後は、カーテンを開ける簡単ケアを忘れずに実践してみてください。

デスクライトから30㎝で60数える

子育て中の方には、20時頃にいったん子どもと一緒に眠り、夜中3時ごろに目覚めて自分のことをしている方もいらっしゃいます。このような方は、目覚めても光を見ることができませんし、冬になれば、日が出る前に起床するから光を見ることができないという方も多いと思います。

そのような場合は、人工的に朝をつくって脳を覚醒させる必要があります。先ほど、メラトニンを減らして脳を目覚めさせるには、１０００～２５００ルクス以上の光が必要だとお話ししました。一般的な照明は、手元あたりが５００ルクスになるように設定されているので、照明をつけたとしても、脳を目覚めさせるには光が弱すぎます。

そこで、**光が弱いなら光に近づいて対処しましょう。**デスクライトなど手元を照らすことができる照明をお持ちでしょうか。一般的なデスクライトであれば、30㎝くらいのところまで近づけば、１５００ルクス程度の光の強さになります。光の量が十分だとは言えませんが、主観的に脳を目覚めさせることは可能です。
直接、光源を見ずに、少し目を外してそのまま60秒数えてみましょう。目覚めて、なかなか目が開けられない状態でまぶたを閉じていても、光に近づいて30秒ほど経過すると自然に目が開けられるようになり、60秒すると、脳が起きてきて、さて、作業を開始するか！と動き出すことができます。ここで、まぶたを閉じていても効果があるのか？という疑問がわくと思います。光は、メラトニン受容体を使って、網膜から脳に届けられます。目を開けていれば最も効果が高いわけですが、この受容体は、まぶたにもありますので、目を開けているときほどではないにしても、脳に光を届けることはできます。

さて、**日の出より先に目覚めて光を活用するときは、その時間帯に注意が必要**です。55ページの図を思い出してみましょう。最低体温になる朝４時以前に光を見てしまうと、リズムは後ろにずれてしまい、夜更かし朝寝坊になってしまうので、夜中の３時に起床される場合は、目覚めた後はしばらく暗いまま過ごし、４時を過ぎた段階で照明をつけて近づいてみてください。こうすれば、徐々に早起きがしやすい体をつくっていくことができます。

この方法は、夜中に起きる場合でなくても、窓が小さなお部屋にお住まいの方や、カーテンを開けられない状況の方にも、お役立ていただけると思います。

起きられない子には、一声かけてカーテンを開ける

ご自分が朝起きられないという問題もありますが、子どもが起きられないという問題も、働く人たちにとっては解決したいことです。

子どもが朝、何回声をかけても起きてこなくて、無理やり起こすとものすごく不機嫌になってしまう。朝は特にバタバタしているのに、子どもの準備が全然できていないので手伝うと、余計機嫌が悪くなる。

こんな状態では、職場に着いた時点で疲れきってしまいます。家族のリズムが乱れると、自分の日中の生産性が大きく影響されることは、自分自身の経験でも、また社内の人たちを見ていても、よくわかると思います。

メラトニンリズムは年齢が若いほど遅れやすく、放っておくと夜更かし朝寝坊になってしまいます。リズムの遅れやすさは、20歳代ぐらいまで見られ、子どものうちは、特に注意して朝の光を脳に届けなければいけません。

しかし**子どもは、大人に比べて光に対する感受性が高い**です。朝、光を見ることで、大人よりも早く起床が改善するので、積極的に取り組んでみましょう。

子どもが朝起きられるようにするためには、起床前にカーテンを開けて照明をつけて部屋を明るくします。

ここで注意していただきたいのが、親が「今日からやってみよう」と勝手に始めるのではなく、**事前に、子どもにやることとその理由を説明する**ということです。相手が赤ちゃんであっても高校生であっても同じように説明します。皆さんも理由が分からないまま会社のルールが変わったらとても不愉快だと思いますし、従いたくないと思います。

そして、その説明の仕方ですが、必ず主語を自分にしてください。「あんたがいっつも起きられないから明日の朝から起きる前にカーテンを開けることにする」というように相手を主語にして伝えると、全然協力が得られません。「あんたが朝起きてきてくれたら、お母さんは助かるから、明日の朝から起きる前にカーテンを開けたい」とこんな感じで、**それをやったら自分がどう思うのかということを相手に伝えてみてください。**きっと協力してくれるはずです。

朝、カーテンを開ける前にも、一言「開けるよー」とか「おはよう」と声をかけます。そして照明もつけて、その場を去ってください。起きてこなくても事前に趣旨を説明してありますので、何も言わずに淡々と毎朝実行してみましょう。光に対する感受性の強さで朝のメラトニンは確実に減っていきますし、子どもは自分の状況をよくわかっていますので、自分なりに何らかの工夫をしてくれるはずです。

そして、子どもが自分で起きられるようになったときには、その変化に親も子どもも気づいていないことが多いです。本当の変化は、地味で気づかないものです。「最近、朝が楽だな……そういえば子どもが自分で起きてくるようになったな。成長したな」なんてしみじみと振り返っていただければ最高です。

目覚ましより早く目覚めて悔しいときは

これまで、なかなか朝起きられない方の話を中心に、その対策を考えてまいりましたが、今度は早く起きてしまう方の例について考えてみたいと思います。

目覚ましを6時にかけたのに、5時半に目が開いてしまい、あと30分眠れるのに早く起きてしまうのはシャクだ、なんだか悔しいという気持ちになったという経験はありませんか？　もっとたくさん眠りたいのに、目が開いてしまったので、悔しいからベッドを出ずに、そのまま目を閉じて頑張ってみるけど結局眠れないという状態です。粘った挙句に、目覚めはスッキリせず、とても損をした気分になります。

朝起きられない方からすると、なんでそんなことで悔しがるのか分からない、という感じかもしれませんね。この悔しいという気持ちは、最高の睡眠を手に入れたいという欲求からきているのだと思います。ただ、冷静に考えてみると、この**朝の粘りが睡眠の質を下げてしまっている**ことが見えてきます。起床準備はコルチゾールが起床3時間前から行っているとお話しました。目覚ましより早く起きてしまうということは、**コルチゾールが早めに増えたことで起床準備が整ってしまった**ということです。

なぜ、コルチゾールが早めに増えてしまうのでしょうか？　これには、睡眠の前半に分泌される成長ホルモンとのバランスがあります。通常では、成長ホルモンとコルチゾールの量はバランスよく配分されています。しかし、ヒトは年齢を重ねていくごとに、成長ホルモンの分泌量が減っていきます。すると、**成長ホルモンが減ったことで、相対的にコルチゾールの量が多くなってしまう**ので、早く目覚めやすくなってしまうのです。年齢による関係が大きいですが、運動量が不足していたり、間食が多く夜中にお菓子などを食べてしまうと、成長ホルモンが減って同じように早く目覚める現象が起こりやすくなります。

また、うつ病の場合、コルチゾールの量が異常に増えてしまいますので、早朝の段階から早く目覚める、いわゆる「早朝覚醒《そうちょうかくせい》」という状態になってしまいます。

早く目覚めたけどできるだけ睡眠を長引かせようとベッドの中で粘る行為は、起床が整った脳の覚醒をわざと低下させてしまうことになるので、これから午前中にかけて上がっていこうとしているリズムを邪魔してしまいます。

そこで、6時に起床したいのに、5時半など、早めに目が開いてしまうときは、就寝を遅らせてみましょう。睡眠の構造はそのままに、時間だけを少し後ろにずらすイメージです。早すぎる目覚めは、気分も良くありませんし、コルチゾールが増えすぎている状態では、ネガティブなことを考えがちです。この朝の嫌な時間を解消するために、**15分程度就寝を遅らせてみましょう。**起床が遅くなったことを確認しながら継続し、さらに15分ずつ遅らせていき、目標の起床時間に近づいたら、そのまま維持します。1カ月ほど経過したら、今度は就寝を15分早めて、もとの就寝時間に戻してみましょう。それでも早く目覚めることがなければ、リズムの調整はうまくできたということです。

光を見直せば解決が見える

メラトニンリズムは、本書で扱っている3つのリズムのうち、唯一、「光」という外からの力で操られる外的なリズムです。光は、日常生活に当たり前のように存在しているので、私たちが悩んでいたことの原因が、光が少なすぎたり多すぎたりしたことだったなんて、とても気づくことはできません。

本書を読んでいただいたことをきっかけに、ぜひ、ご自分の生活シーンの「光」を見直してみていただけるとうれしいです。朝起きる前、起きた後、家を出たとき、通勤中、オフィス環境、よく行くスーパーやコンビニ、自宅のリビング、そして寝室。**どんなタイミングでどの程度の光を脳に届けているのか。それが分かれば、朝の不機嫌や夜の不安などの悩みに解決策が見えてくる**と思います。

脳にとって、光は向こうから入ってくる受動的な刺激です。意図して強めたり遮断しなければ、されるがままになってしまいます。逆に、環境さえ変えてしまえば、自分は何もしなくても、自然に良いサイクルをつくることができるということです。うまく使いこなして、昼間の生産性を高めていきましょう。

次の章では、生産性に直結する眠気について、解決策を考えていきましょう。

第２章のポイント

◎朝のセロトニンとコルチゾールが適切な量になれば、不機嫌さはなくなる。

◎朝４時以前の光で「夜更かし朝寝坊」の夜型に、朝４時以降の光で「早起き早寝」の朝型になる。

◎脳に光を届けるには、窓から１m以内に入る。

◎起きられない日には、カーテンを開けて照明をつけて二度寝すればいい。

◎日の出前に起きるときは、照明に近づいて60数える。

◎年齢が若いほど、メラトニンリズムが遅れやすいので朝の光が重要。

◎早く起きすぎるときは、就寝を遅らせてリズム全体を後ろにずらす。

コラム

大人が子どもの睡眠をサポートするには

日本では、小学生になれば寝かしつけは必要ないし、中学生になれば、大人と同じ睡眠で足りるだろうと考えている方が多いのが現状です。

実は、成人と同じ睡眠時間で十分になるのは、18歳以降です。生物学的には、小学生以前は11時間以上、小学生は10時間程度、中学生は９時間程度の睡眠が必要です。

小学生で10時間というと、朝６時に起床するには、夜は９時には眠らなければいけません。両親が共働きだったり、塾や習い事がある子は、毎日が忙しく９時までに眠るのはなかなか難しいですよね。

そんなときには、毎日必ず９時までに就寝しなければならないと考えずに、まずは週に１日、余裕がある日に９時までに就寝をしてみましょう。睡眠は、絶対量を増やすことが大切です。1日5分でも10分でも早寝をして、少しでも睡眠時間を増やしましょう。

睡眠時間を増やすときのポイントは、朝の起床時間をずらさず、就寝を早めることです。子どもは、大人よりも光に対する感受性が強いので、良くも悪くも光の影響を強く受けます。朝は、目覚める前に、部屋を明るくしてあげるだけで、自分から起きてこられるようになります。

反対に、夜に過ごすリビングが、蛍光色のシーリングライトであるだけで、夜のメラトニンが減って寝つきが悪くなってしまいます。目が悪くなることがご心配の方もいらっしゃると思いますが、手元を明るくし、不必要な照明は消してみましょう。

まだリズムが未熟な子どもだからこそ、朝の光をしっかり脳に届け、夜はできるだけ光を少なくする環境を、大人がつくってあげるよう心がけてみましょう。

子どもの睡眠を改善するには、子どもたちに睡眠の面白さを知ってもらうことが大切です。誰でも面白くないことは学ぶ意欲が湧きませんし、「とにかく早く寝なさい」と言われるだけでは反抗したくなります。

子どもに伝えることは、①なぜ眠るのか、②自分の長所は何か、③大人とはどう違うのか、④どうやって眠るのか、という4点です。

①は、成長するためです。休むためではなく、勉強や運動が上手になるために眠るのです。②は、すぐに眠れる、すぐ起きられるというのはその子の長所です。寝つきは悪いけど寝起きが良いなど、良い部分を自覚させて、伸ばしてあげましょう。③は、先程の時間の長さです。新しいことをどんどん吸収する子どもほど、睡眠中の脳の学習も時間がかかるので、長い睡眠が必要です。④は、時間がない中でもスケジュールの工夫ができることを親子で話し合ってみましょう。

第3章

昼にしたいこと

睡魔とはタイミングを逃したツケ

睡魔という言葉があります。睡魔を除去したいという話もよく伺います。睡眠は、体を回復し、脳を成長させる最高の活動なのに、なぜ「魔」なのだろう？と疑問に思います。

日常で、睡魔という言葉を使われる場面を見てみます。すると、居眠り作業で重大な事故になってしまったときとか、人が話しているときに失礼なのに眠ってしまったときなど、睡眠自体が「魔」なのではなく、睡眠という行為が場面に対して不適切なことがあるので、その不適切さを差して「睡魔」という言葉が使われているようです。つまり、**行為と場面のミスマッチ**さえなければ、その睡眠は「魔」ではなくなります。

では、なぜ不適切な場面で眠ってしまうのかというと、**先にとっておくべき睡眠をとっていなかったことが原因**です。私たちは、眠気を押さえ込もうと考えますが、生理現象を押さえ込めば、確実に弊害が起こります。そして、その弊害は、本人に気づかない形で起こります。たとえば、こちらの研究を見てみましょう。

次ページのグラフは、私たちの睡眠と生産性の関係を示しています。

上のグラフは、画面に出る刺激にできるだけ早く反応するという課題を、それぞれ徹夜、4時間睡眠、6時間睡眠、8時間睡眠の群に分けて14日間実施して、その結果を比較しています。日数が経過するごとに、徹夜群はどんどん反応が遅くなっていき、他の群も睡眠時間が短いほど成績が悪くなっています。

大切なのはここからです。この被験者の方々に、テストと同じタイミングで眠気の強さを答えていただいた結果が下のグラフです。徹夜群は、課題成績の低下と同じように日数を追うごとに眠気も高まっています。しかし、4時間以上睡眠をとっている群はというと、最初の1週間は眠気が高まったのですが、1週間を過ぎると眠気の度合いは変わらなくなっています。この結果から分かることは、私たちは、**睡眠を削るほど、確実に認知機能が低下しますが、その認知機能の低下を知らせるサインである眠気には気づかなくなっていく**ということです。つまり、**本人は大丈**

図５：睡眠時間による間違いの数と眠気の関係

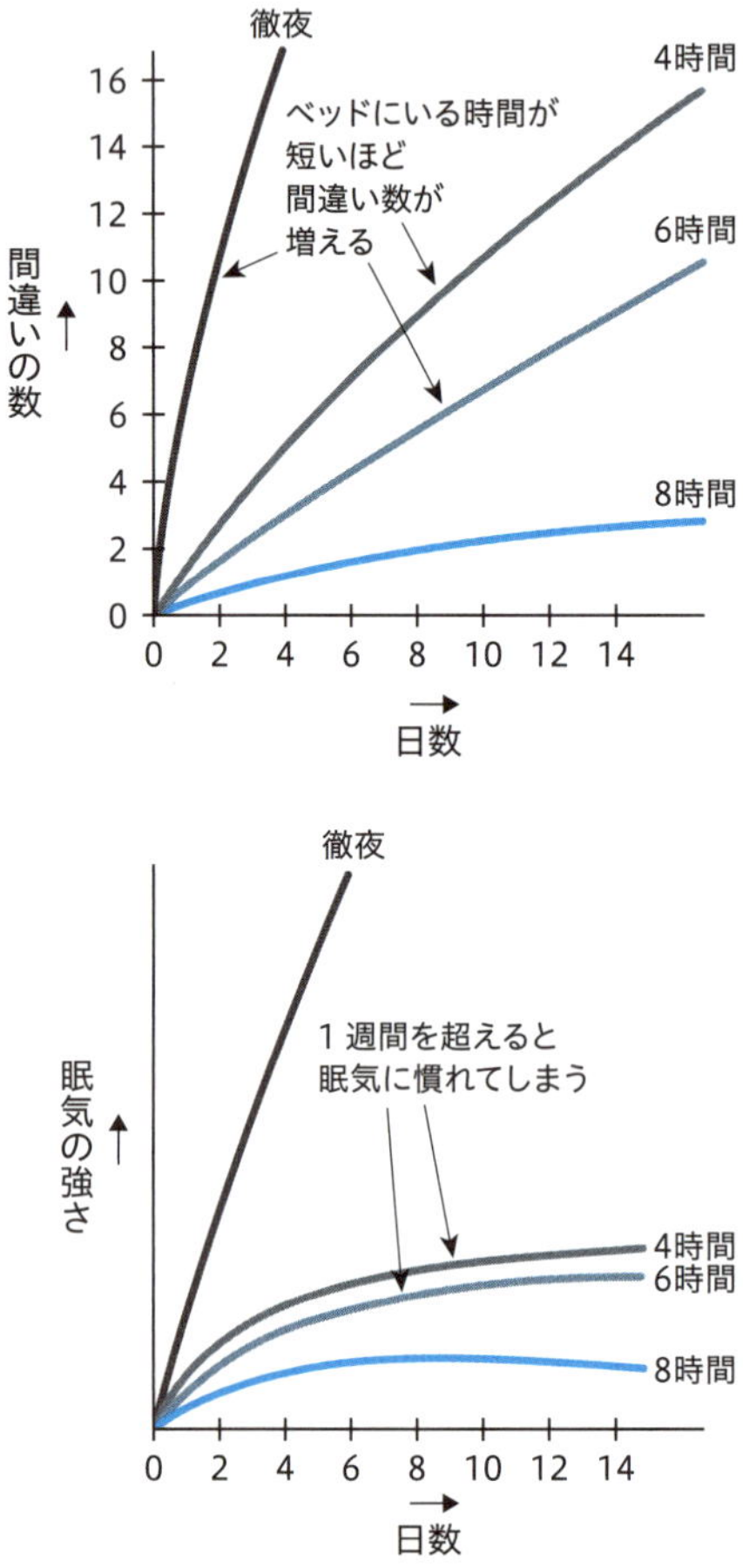

夫だと思っていても、実際の生産性を客観的に評価してみると、恐ろしく低くなっていることがあるということです。

このグラフは、きれいに生産性と眠気のギャップを示しているので、驚かれると思いますが、反面、納得するような感じもありませんか？　私たちは、特に眠気を自覚しなくても、作業がはかどらないでだらだら時間ばかりが過ぎてしまうことを、しばしば経験します。

この章では、眠気という生理現象で脳の働きを判断せずに、客観的に適切なタイミングで仮眠をとることで、実際の生産性を高めていくことが目標です。

現金報酬より仮眠の方が生産性は上がる⁉

もし、あなたに部下がいて、その部下にきっちり仕事をこなしてもらいたかったら、次のうち、どちらの方法をとりますか？

①仕事に対して報奨金を出す

②昼間に仮眠をとらせる

現実的な場面では、ほとんどの方が①を選ばれると思います。この仕事が終われば、お金がもらえると思うと、部下は仕事へのモチベーションが高まり、精度の高い仕事をしてくれるはずだと期待します。

しかし、本当に部下が仕事をきっちりこなせる方法は②なのです。こちらの実験を見てみましょう。

次ページの図は、視界に現れる形を判別するという課題を、1日に4回実施したときの反応速度をテストしたものです。図を見てみると、始まりから4回通して徐々に反応速度が低下していきました。これは、**私たちの脳は、目覚めてから時間が経過するほど働きが低下していく**からです。ご自分では、時間に関係なく気分が乗ればいい仕事ができたり、何をしてもはかどらないときがあったりして、朝から夕方にかけてどんどん能力が低下していくような感じはしないかもしれませんが、気分はどうであれ、客観的な能力は時間が経過するほど低下しているのです。

さて、この実験では、2回目と3回目のテストの間に、30分と60分の**昼寝**をしてもらいました。すると、**どんどん低下するはずの反応速度が、低下せず、むしろ向**

図６：反応速度と仮眠の関係

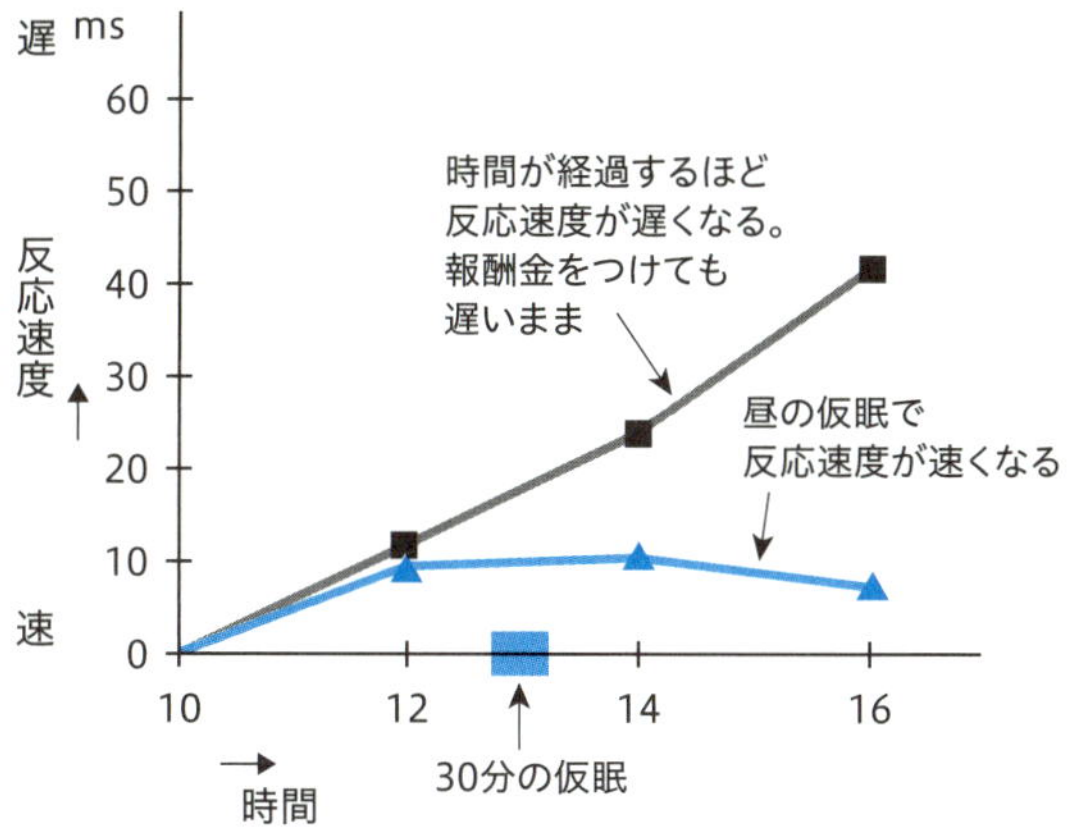

※実験では、30分と60分という仮眠条件で行われていますが、実際の仮眠の長さは15分以内、50歳代以降の方は30分以内が適切とされています。

上したのです。

一方で、昼寝をしない条件で、報奨金を与えるから頑張れ！とモチベーションを高めた場合や、仮眠をせずに同じ時間だけ休憩をしていた場合には、反応速度の低下は防げませんでした。

健康のためには昼に仮眠をとることは良い、と言われても、やはり忙しければ仮眠などしている場合ではないと思われるでしょう。

しかし、生産性を向上させると

いう観点でも、**仮眠によって午後の4～5時間の客観的な能力が上がる**となるといかがでしょうか。ここまではっきりした結果が出てしまうと、ちょっとショックですよね。毎日を無駄に過ごさないためにも、仮眠が重要だと思わざるを得ないような感じです。

では、忙しい中で効率よく仮眠を取り入れるには、どうすれば良いのでしょうか。実は、仮眠とはいっても、眠ってしまう必要はありません。目を閉じるだけで脳の活動は変わるのです。

テンションが高い起床6時間後に目を閉じる

ヒトは、1日に2回眠くなる仕組みになっています。**眠くなるのは、起床から8時間後と22時間後**でしたね。**6時起床の人は14時と朝4時**です。昼過ぎの眠気は誰もが体験したことがあると思いますし、徹夜をしたことがある人は、ようやく夜を乗り切って朝を迎える朝4時ごろになって猛烈に眠くなったという体験があると思います。メラトニンリズムや深部体温リズムは自覚しにくいですが、この睡眠―覚醒リズムは、「眠気」によって自覚しやすいリズムです。ここでは、4－6－11の法則の6の部分、1回目の眠気がくる8時間後より前の6時間後あたりに目を閉じることで、眠くなる前に脳の中の睡眠物質を減らしてしまいましょう。

脳は、自身の活動を維持するために、眠気を出して睡眠物質の分解しようとしますが、眠気が出てから眠ったのでは手遅れです。眠気が出ているということは、覚醒が下がっているのですが、下がった後は上がっていく、つまり覚醒していきます。**眠気が出てから眠ってしまうと、次に覚醒していく波を食いつぶしてしまうので、眠くなる前に目を閉じることが大切**です。一般的な仕事のスケジュールでは、12時頃にお昼休みがあると思いますので、このタイミングで目を閉じることが有効です。

しかし、起床から6時間後はちょうどアドレナリンという物質の分泌が高まり、私たちはテンションが上がっています。赤血球も多く、酸素の運搬も盛んに行われているので、「さて、昼休みだ！」と何か活動したくてうずうずする感じです。このアドレナリン分泌にあわせてお昼のバラエティー番組もテンションが高いので、私たちはおしゃべりに夢中になって、眠気を感じることもなく昼休みを楽しく過ごします。

このまま勤務が終わりだったらこれで良いのですが、私たちには午後の仕事が待っています。午後のパフォーマンスも高めなければならないので、ここはひとつ冷静になって、作戦通り、12時の時間帯に目を閉じましょう。

目を閉じる長さは、1〜30分です。1〜5分でも主観的なスッキリ感が得られることが明らかになっています。実際に行ってみると数十秒でも結構脳が休まる感じは得られます。

睡眠の法則を研修させていただいた**タクシー会社**で、乗務員の方々に**12〜14時の間に目を閉じるようにしていただいたところ、研修後の4カ月で事故の件数が半分に**なりました。自分の気分に左右されずに、客観的に眠気の対策をすれば、目を閉じるだけでも仕事の効率は上がっていくはずです。

眠気を我慢した挙句に眠ってしまうとだるくなる

仕事中に急激な眠気がきて、ギリギリまで粘った挙句に意識を失うように眠ってしまうと、目覚めたときは、頭が重く、ボーっとした感じで、体がだるくなることがありませんか？

午後の眠気は避けられないものですが、眠くなる前やちょっと眠気を感じた段階で自分から目を閉じたときと、ギリギリまで粘って結局寝てしまったときでは、目覚めた後の脳の覚醒は大きく異なります。同じ時間眠ったとしても、自分から先に目を閉じたときは、目覚めた後の爽快感が得られます。

眠気をギリギリまで我慢しているときは、脳の中はどのようになっているのでしょうか。脳には、覚醒を司る（目覚めさせる）神経と睡眠を司る（眠らせる）神経があります。覚醒を司る神経は大脳に位置し、睡眠を司る神経は、生命を維持する機能を担う脳幹に位置しています。脳幹の眠らせる神経が活動すると、目覚めさせる神経の活動が抑制され、その結果、私たちは眠ります。

しかし、大脳の目覚めさせる神経が活発になっているときは、眠らせる神経がいくら働いてもなかなか抑制できません。**双方の神経活動が均衡し、エネルギーを大量に消費するので疲弊します。**これが眠気をギリギリまで我慢している状態です。

一方、自ら先に目を閉じてしまえば、目覚めさせる神経は、眠らせる神経に速やかに抑制され、覚醒と睡眠がスムーズに切り替わり、無駄にエネルギーを消費することがありません。


さて、目覚めた後に、ボーっとしてしまうことを「**睡眠慣性**（sleep inertia）」と言います。これを防ぐことができれば、目を閉じた後のハイパフォーマンスが期待できます。私たちには、この睡眠慣性を防ぐシステムがもともと備わっています。使い方は、**目を閉じる前に目覚める時間を唱える**だけです。これは「自己覚醒法」と呼ばれる方法で、実際に頭の中で目覚める時間を唱えたときは、**目覚める数分前に心拍数が上がり、体が目覚める準備をする**ことが明らかになっています。この自己覚醒法を活用して、朝スッキリ目覚める方法は、第5章で詳しく見ていきます。

起床６時間後は、自己覚醒法を使って積極的に目を閉じましょう。

パソコンのミス入力が2回続いたらマイクロスリープ

皆さんは、マイクロスリープという言葉を聞いたことがありますか？　先ほど、脳は自身の活動を維持するために眠気を出すとお話ししました。ところで、その眠気を無視して作業を続けたら、どうなるのでしょう。

脳は、眠気を無視されると神経を修復するチャンスを逃してしまうので、**大脳の一部分だけを眠らせながら活動**しようとします。これが「**マイクロスリープ**」です。マイクロスリープは、覚醒と居眠りの間の現象で、その長さは、２〜７秒と非常に短く、私たちはほとんど自覚することができません。マイクロスリープは、車の運転、パソコン作業、資料の閲覧など、単純な作業をしながら眠らないように努力しているときに起こります。**マイクロスリープが起こっているときは、私たちは50％**

以上の割合でちょっとしたミスをしています。読書をしているときに同じ行を二度読んでしまう、車の運転中に白線を踏んでしまい「おっと」とハンドルを切る、パソコンで文章を入力中に、2回同じキーの間違いをする。このような現象がみられたときは、脳が一部分を眠らせているサインです。日常の仕事場面で、マイクロスリープが現れていませんか?

これは当然、ヒューマンエラーの原因になります。眠気をやり過ごしたことが原因で、膨大なコストが発生してしまうことがあるのです。そこで、自分がちょっとしたミスをするパターンをあらかじめ知っておき、**マイクロスリープのサインに気づいたら、作業を中断して1分でも目を閉じましょう。**この1分が、その後数時間の生産性を高めます。また、起床6時間後にきまって目を閉じることは、このマイクロスリープの予防になります。

記憶をリプレーするデルタ波を無駄遣いしない

目を閉じることが重要だということは、徐々に理解していただけていると思います。では、休日など時間があるときは、目を閉じるだけでなく実際に眠った方が良いのでしょうか。よく「仮眠は30分以内にしなさい」という注意事項を耳にすると思います。睡眠不足が続いているときに、いったん目を閉じると、2～3時間は眠ってしまうことがありますが、なぜ30分以内にしなければならないのでしょうか。これには、記憶をリプレー（再現）するという睡眠中の脳の働きが関係しています。

ヒトは、**昼間に学習した言葉や動きを、睡眠中に脳内で何度もリプレーすることで上達させる**機能をもっています。この機能によって、一晩眠った後は、前の日よりも上手になり、成長し続けることができるのです。すばらしい仕組みですよね。このリプレーする作業が行われているときの脳波は、デルタ波と呼ばれ、ゆっくりした振幅の大きな脳波です。

例えば、私は右利きなのですが、左手だけで折り紙のツルを折ってみます。実際に折ってみたら5分かかって、ぐにゃぐにゃのツルのようなものがようやく出来上がりました。なんだか腕の辺りが痛いです。普段使わない左手の筋肉を使って、初めての動作をたくさん行いました。さて、今晩私が眠りますと、左手を動かすことを担う脳の場所、ちょうど右耳の上の辺りにあるのですが、この場所に集中的にデルタ波が出ます。新しく学習した動きを何度も反復練習している表れです。この現象は、「局所睡眠（Local sleep）」と呼ばれています。**前日に練習したことが、翌日に上達しているのは、この局所睡眠によるさらなる反復練習のおかげ**だということです。眠っているときに練習してくれるとは、なんて便利なのでしょう。

この睡眠中のデルタ波という脳波は、朝起きた時点で「今日のデルタ波はこれだけです」と自動的に計算されてしまいます。これだけ良い機能ですから、やっぱり使い放題というわけにはいかないということでしょうか。限りある機能なので有効に活用したいところです。

実は、**30分以上仮眠をすると、デルタ波が出てきてしまいます。**すると、その晩のデルタ波が担うリプレー作業は分断され、夜のリプレー作業の効率が非常に悪くなってしまいます。これでは私たちの日々の成長が妨げられてしまいます。というわけで、**デルタ波を夜の睡眠だけにまとめるために「仮眠は30分以内にしましょう」**と言われるのです。

眠気がない休日に仮眠する

いったん仮眠すると2～3時間も眠ってしまうし、30分以上はダメだというなら、仮眠はしない方が良いかも、と思われた方もいらっしゃるかも知れませんね。平日に目を閉じると、本当に眠ってしまいそうで心配だし、休日に仮眠をすると眠りすぎるという方です。仮眠で長く眠りすぎてしまうということは、慢性的に睡眠が不足しているサインなのですが、その睡眠不足を1回で解消する必要はありません。

このような方々は、**短時間の仮眠をもっとコンスタントにたくさん挟みこんでいくことが有効**です。

また、休日の昼間は、平日に比べて眠くないと思います。その眠くない日を使って、起床から6時間後に目を閉じてみましょう。

先ほど、眠気は慢性化すると気づかなくなるというグラフを見ていただきました。**眠くない休日でも、眠気に気づいていないだけだと考え、意図して目を閉じる**ことを続けていくと、睡眠－覚醒リズムの覚醒が低下する時間帯が固定されてくるので、その前後の覚醒が高まるリズムをつくることができます。目を閉じることをやり始めたときは30分より長く眠ってしまうことがありますが、まずは長くなってしまっても良いので、毎週末続けてみてください。

続けていると、徐々に1回の仮眠時間が短くなっていくはずです。30分程度で目覚めることができるようになったら、今まで溜まっていた睡眠物質が返済されたサインです。この頃には、平日の眠気は減っていると思いますので、平日に目を閉じても短時間でスッキリするようになります。

パソコン起動中に目を閉じる

午前も午後もいつでも眠いという方もいらっしゃると思います。眠気を感知する神経の感度には、個人差があり、眠気をほとんど感じない方もいれば、少しの眠気も耐えられない方もいらっしゃいます。

眠気を感じやすい方は、目を閉じてこまめに睡眠を挟み込んでいく方法により、眠気を解消しやすい傾向があります。まとめて仮眠がとれなくても、仕事中でも目を閉じられるタイミングは結構あります。

例えば、パソコンやアプリケーションを起動させたとき、エレベーターを待っている間、コピーをしている間、数十秒ほどのちょっとした隙があります。このときに私たちが何をしているかというと、ケータイやスマホを見たり、遠くのテレビを観たり、ボーっとしています。

脳は、視覚を遮断しなければ休まりません。視覚は、自分が意図していなくても情報をどんどん脳に届けるので、休んでいるつもりでも、処理しなければならない脳内の情報は溜まっていきます。ちょっとした隙に目を閉じて、脳に入る情報を遮断してみましょう。

さらに、**目を閉じるタイミングは、何かをやり始める前が最適**です。例えば、車を運転するときは、シートベルトを締めてキーを回して、といろいろ操作をしているので、脳は一時的に覚醒しますが、運転を始めて15～30分程度経過すると眠気が出てくることがあります。これは、もともと眠気があったにも関わらず、運転を始める操作をすることで脳が覚醒し眠気がマスクされて、運転が始まってから眠気が出てきたという現象です。

そこで、**運転を始める前に1分、目を閉じてみましょう。**運転を始める前は、自分では眠気は感じていませんが、このタイミングで目を閉じることが大切です。会議を始める、パソコンで資料を作るなど、長時間集中し続けなければならないときは、始める前に目を閉じると決めておくことで、いつも眠いという状態から脱却することができると思います。

第３章のポイント

◎慢性的に睡眠が不足すると、眠気に気づかないが生産性は低下している。

◎気分に左右されずに、起床から６時間後（眠くなる前）に目を閉じる。

◎ちょっとしたミスをしたときは、脳の一部が眠るマイクロスリープが起こっている。

◎昼の仮眠は30分以内にする。

◎平日に目を閉じるのが難しいときは、休日だけの実践でも意味がある。

コラム

女性が男性の睡眠をサポートするには

女性は、男性のパートナーがあまり眠れていないときには、心配になり、「大丈夫?」と声をかけると思います。そんなとき男性は、「大丈夫」とか「しょうがない」と言って、会社は休まずに頑張ってしまうことが多いです。心配になって相談に乗ろうとするほど、相手の気持ちは離れてしまうということもあります。

男性のモチベーションが高まりやすいのは、戦略を立てて、その通りに実行し、検証することです。睡眠は、休むためのものではなく、タイムマネジメントの一環として位置付け、いかに効率よく質の高い睡眠をとるかという視点から睡眠の話をしていくと、受け入れてもらいやすいと思います。

例えば、起床から4時間後は、脳波活動が最も高く、1日のうちで最も頭が冴える時間帯だということや、深部体温が最も高くなる起床から11時間後は、運動の効率が最も良いということを伝えてみましょう。すると男性は、企画会議を午前中にしてみようとか、休日は夕方にジムに行ってみようなど、自らリズムを整える計画を立てやすいと思います。毎日行っていることを、より効率よくするためにはどうすれば良いか、と考えているところにヒントを出す感じです。すると、既に実行していれば自信になりますし、新しい視点を試すことが楽しくなるはずです。

男性は、女性より、体の変化を感じて、それを言葉にすることが苦手です。体調が悪くても「なんか調子が悪い」という程度しか表現できないことが多いです。そのような傾向から、男性は眠りに対して、実感を伴うぐっすり感よりも、完璧な眠りを追及するとか、しっかり正しく眠るというように、ステータスを求める傾向があるようです。しかし、睡眠は毎日変化するものですし、年齢によっても変わっていきます。ヒトの機能は、ある程度の幅があることが大事なのですが、完璧を求めるような考え方を持ってしまうと、なかなか満足が得られません。

そこで、睡眠は、あくまで目的ではなく手段であり、目的は、仕事を充実させるためであるということを伝えてみましょう。睡眠を整える目的は、残業があっても頑張れるとか、午前中から仕事がはかどるということだと考えられるようになれば、睡眠に過度な期待を寄せることもなく、冷静にコントロールしていくことができるはずです。

睡眠には、ロジカルな解決策があるということと、仕事の充実に使えるツールであることが理解できれば、男性は自ら睡眠を変えていけます。

第4章
夕方にしたいこと

もしも、日本が夕方にラジオ体操をしていたら

世界的にも類を見ないほど、全ての国民に根ざした体操であるラジオ体操。このラジオ体操が、もしも「朝のラジオ体操」ではなく「夕方のラジオ体操」であり、全ての仕事や生活のスケジュールが、夕方の決まった時間に体操することを基準に考えられていたら、日本人はこれほど不眠やうつ病になっていなかったのではないかと思います。

ヒトは、結局のところ動物です。動物は、内臓の温度である深部体温が高いほど、活発になり、体温が低いほど眠くなります。**ヒトの深部体温が最も高いのは、起床から11時間後**で、**6時起床の方は夕方17時**、最も体温が低いのが起床から22時間後で明け方の4時です。4－6－11の法則の「11」の部分です。朝の3時に起床する方は14時ごろ、午前11時に起床する方は夜の22時が一番元気です。

より元気に過ごしたいのであれば、深部体温が高く、体がよく動く時間を狙って

意識的に体を動かし、深部体温のリズムを強調することが有効です。体温のピークが強調されれば、夜にかけて体温は急激に下がるので、決まった時間にしっかり眠くなり、眠り始めの体温が下がるので成長ホルモンが増えて体が回復します。そして、明け方から体温はしっかり上がっていくので朝の体の負担が減り、午前中のパフォーマンスが上がるというサイクルがつくられるのです。

夕方の眠気は人生のハイリスク

本書を通して最も知っていただきたいことは、**「夕方（起床から11時間後）だけは絶対に眠らないでください」**ということです。４－６－11の法則のうち、どれから取り組めばよいかな、と迷っていらっしゃる方は、ぜひ、**夕方眠らないということを最優先にしてください。**

ヒトは、第1章でご紹介した「ホメオスタシス」によって、均一な体を保とうとします。その保ち方は、基準から大きく外れそうになるとそれを止めようとするやり方ではなく、基準から大きく外れたら、その後、真逆の方向に大きく振れて基準に戻ってくるというやり方です。振れ幅が大きいほど、反対側の振れ幅も大きくなります。**深部体温が高くなるはずの夕方に眠ると体温が上がらないので、その後の眠る時間に体温は下がらなくなり寝つけなくなる。**そこで、夕方に体操をして体温を上げてみると、反対側にも大きく振れるので、眠り始めにしっかりと体温が下がってぐっすり眠れるという仕組みです。

夕方に眠ると、成長ホルモンが減るので体重は増えます。肌は荒れますし、全体が低体温になり、免疫力が下がり元気が出なくなります。疲れやすく、人との交流も億劫になるので、なんとなくいつも家に居たくなります。すると運動量は減り、さらに夕方の体温が上がりにくくなるという**負のスパイラル**に陥ってしまいます。

こう考えてみると、人付き合いが面倒くさいとか、やる気が起こらないとか、1年に何回も風邪をひいてしまうとか、夕方に居眠りしていると、人生においてかなり根底の部分がダメになってしまいます。夕方、帰宅中の電車で居眠りをしてしまったり、休日の夕方に体を休めようと仮眠をとったり、夕方いったん眠ってから夜に外出するという生活パターンになっている方は、ぜひ考え直してみてください。

足を組んで頬杖をついたらその晩は寝つきが悪い

夕方のオフィスを歩いてみると、足を組んで両肘をつき、アゴが上がった姿勢でパソコンに向かっている方によく遭遇します。

足を組むとか、肘をつくという姿勢は、**筋肉ではなく、骨を使って体を支えているということです。**ヒトは、二本足で自分の体の重みを支えなければならないので、なかなか大変です。本来は、筋肉を使って体の中心である背骨に向かって手足をひきつけているので、それほど重みを感じませんが、筋肉を使わないと、骨をつっかえ棒のように使って体を支えるので手足が重く感じます。筋肉は、熱を産生する器官なので、**筋肉を使わないで骨で支えている状態になってしまうと、体温が上がりません。**夕方に姿勢が崩れている方がいらっしゃったら、今晩はぐっすり眠れないかもしれませんよ、ということです。

ちなみに、重力に対抗して体を支える筋肉を抗重力筋《こうじゅうりょくきん》と呼びます。アゴ、お腹、背中、お尻、もも、ふくらはぎの筋肉がこれに該当します。この抗重力筋は、第2章で出てきたセロトニンの支配を受けています。セロトニンの分泌が最も高まるのは、午後15時ごろ（起床から9時間後）です。**夕方に差し掛かる時間帯には、本来は姿勢がよく、体が充実しているはず**ということですね。

足の裏を地面につけてお尻を締める

夕方には、姿勢を良くして筋肉を使うことの大切さはお分かりいただけたと思います。ただ、分かっていてもピシッとした姿勢を保つのはなかなか大変ですよね。

そこで、勝手に姿勢が良くなる2つのポイントだけを意識して実践してみてください。椅子に座った状態で、

①まず足の裏を全面しっかり地面につけます。
②次に肛門を締めます。

これだけです。

座った姿勢が崩れているときは、膝を曲げてつま先を地面につけているか、足を組んだまま伸ばしてかかとを地面につけていると思います。**足の裏全面を地面につけると自然に親指の付け根辺りに体重がかかります**が、ここについている筋肉は、ももの内側、お腹を通ってアゴまでつながっています。リハビリテーションでは、食事介助をするときは、食べる方に、必ず足の裏を地面につけていただくのがセオリーなのですが、これはアゴにしっかりと力が入って咀嚼能力を促すためです。オフィスでのデスクワークでも同様に、足の裏を地面につけるだけで、**自然にアゴがひけた姿勢になります。**

肛門を締めるということは、骨盤の位置を安定させるということです。座った姿勢では、体の重みはほとんど骨盤に乗っているので、骨盤が安定すれば姿勢を大きく崩すことができません。車の運転をするときも、肛門を締めて体温を上げて、眠気を防いでみましょう。

外遊びで返事が良い子どもになる⁉

夜、寝つきが悪い子の中には、学校から帰ってきてからいったん眠って、その後、塾や習い事に行くという習慣を持っている子がかなり多くみられます。実は、私自身も小学校の頃から学校から帰ると疲れて眠ってしまい、その後、起きてきてご飯を食べるという生活をしていました。夜はなかなか眠ることができず、みんな一体どうやって眠っているんだろう？と悩んでいました。

今考えると、疲れたから帰宅後に眠ってしまうのではなく、帰宅後に眠っていたから疲れやすい体になっていたわけで、これでは眠れなくなるのも当然だろうという感じです。もっと早くにこのことを教えてくれていれば、学業も運動もぐんぐん成績が伸びたかも、なんて勝手な考えをしてしまいますが、事実、これはただ知っていれば解決していた問題です。子どもの頃から、眠り方を教わっていれば、大学生になって一人暮らしをしても、不規則なりに睡眠を確保することができるでしょうし、社会人になっても職場のリズムに合わせることが容易になるはずです。本書を読んでいただいたお父さん、お母さんは、ぜひ、**お子様にも夕方眠らない生活の大切さを教えてあげてください。**

最近、子どもの低体温が問題になっています。外で遊ぶ機会が少なくなっていることが主な原因であると考えられ、外遊びを増やすとどんな効果があるのかが、検証されています。その効果とは、**体温が適正になり、「返事が良くなる」**のです。何を言っても反応が鈍いと、ちゃんと分かっているのかなと心配になってしまいます。子どもを持つ親としては、子どもの反応が良いことは、社会性の面でも情緒面でも本当に大切なことだと思いますよね。

子どもは深部体温のリズムがまだ未熟なので、朝は上がろうとしている体温をしっかり上げてサポートし、**夕方は体を動かして体温のピークをつくり、夜に向けて体温を下げていくことを意識して行うことが、学業にも運動にも、また情緒面の発達にも重要**だということです。

就寝が遅くなるときは入浴も遅くする

ここからは、体温のリズムを使って、眠り始めに深い睡眠をつくる方法を考えていきましょう。ヒトのホメオスタシスは、リズムのメリハリをつけることが重要でしたね。この仕組みは就寝前に活用できます。夕方から夜に向かって体温は下がっていくので、**就寝1時間前を目安に、入浴や体操をしていったん体温を上げます。**下がろうとしている体温がいったん上げられれば、勢いがついてより深く体温が下がるという仕組みです。

例えば夜の時間を有効活用しようと思って、帰宅後に先に入浴を済ませておき、1時間後くらいに眠くなるけど、そのときはドラマを観ていてやり過ごし、いざ眠ろうと思ったらなかなか寝つけないという経験はありませんか？　寝つきが悪い方の中には、就寝前にいったん眠くなっているのにそれをやり過ごしている方が多くみられます。**眠気は、体温が急激に下がっていくときに起こります。**このタイミングは、**体温が上がってから約1時間後**です。ここを逃してはなりません。

就寝がもともと遅れることが分かっていたら、入浴時間も一緒に遅らせるか、入浴は先に済ませておき、就寝1時間前に、ヨガやストレッチ体操などをして、体温の勾配を促進させましょう。入浴の温度が高かったり、筋力トレーニングなどの激しい運動をして、体温がより高くなった場合は、下がるのも長い時間がかかります。眠くなる時間はおよそ1～3時間後くらいですが、どのぐらいの運動をすれば、何時間後に眠くなるか、ご自分のパターンを把握しておくことも役立ちます。

体温が高いときはベッドに入っても眠れないので、入浴直後にベッドに入ってはいけません。また、明日が早起きだからといって就寝時間だけ早めてもなかなか眠れません。**就寝と入浴を1時間程度の差にして、セットで早めたり遅らせたりすることで**、寝つきを促し、眠り始めを充実させましょう。

寝返り筋を鍛えて肩こり、寝汗を防ぐ

最後に、睡眠中の体温についても考えてみましょう。

ヒトの睡眠は、その深さが4段階（3段階という見解もあります）に分かれています。第1段階が浅い睡眠で、第4段階が一番深い睡眠です。睡眠が開始してから3時間以上経過すると、深い睡眠はほとんどでなくなり、深いときでも第2段階までになります。この第2段階のときに私たちが何をしているかというと、寝返りをうったり、歯軋りをしたり、体をぼりぼりと掻いています。

寝返りという行為は、非常に大切です。寝返りは、布団の中の空気と外の空気を換気する役割があります。みなさんは、寝返りをうっていると、行儀が悪いとか眠りの質が悪いと思われるかもしれませんが、寝汗をかいてしまったり、首や肩が痛くなってしまう場合は、**寝返りが足りない**ことが考えられます。

寝返りというと、横にごろんと転がるような動きを想像されると思いますが、実

際の寝返りはそのような動きではありません。ちょっと仰向けになって寝返りをしてみてください。最初に、足を使ってお尻を上げてから肩を入れるようにして、その場で向きだけを変えていると思います。この**お尻を上げるという筋力が低下していると、寝返りがスムーズにできずに、眠っている間の体の動きが制限されてしまう**ことがあります。

そこで、**寝返りに必要な筋肉を鍛えてみましょう。**

仰向けになっていただき、膝を90度に曲げて両膝をぴったりくっつけてください。そこから、お尻を上げていき、肩から膝が一直線になるように上げてからゆっくり下ろします。時間の余裕があるときは夕方の時間や就寝1時間前に5回程度できれば、お尻の筋肉も鍛えられて、体温も上げられるので、一石二鳥ですね。

お尻の筋肉を鍛える運動のポイント

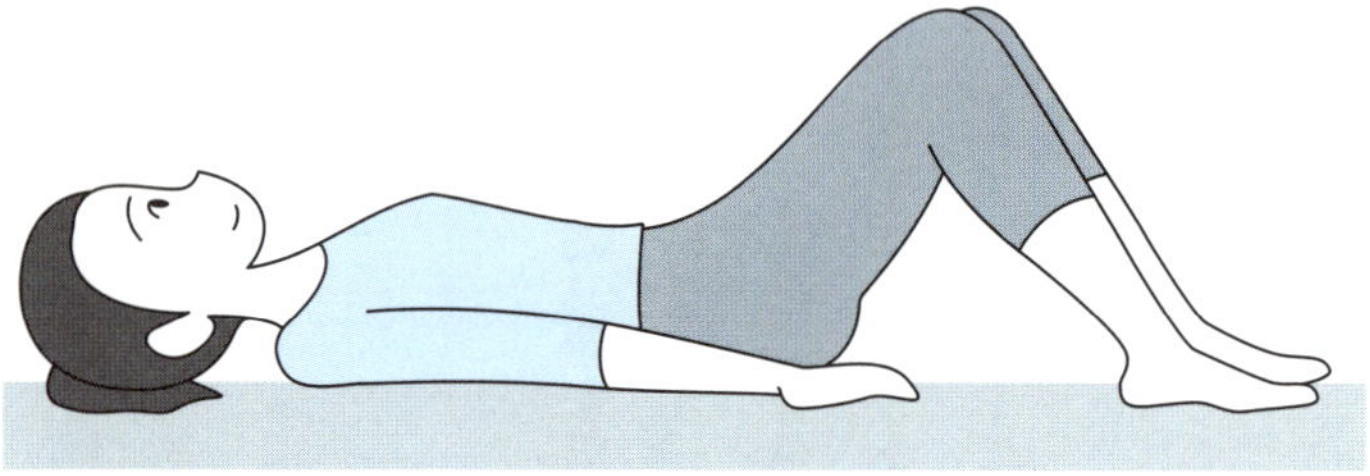

①仰向けになって、膝を90度曲げて、両膝をぴったりくっつけます。

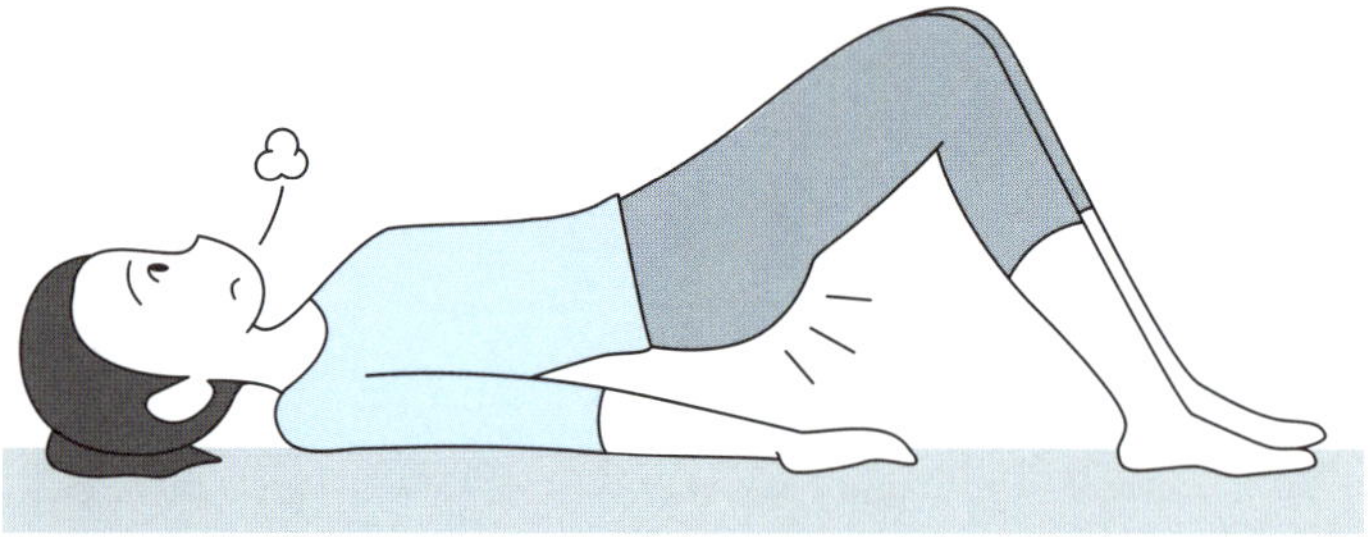

②お尻を上げていき、肩から膝が一直線になるように上げてから、ゆっくり下ろします。

夕方の時間や就寝１時間前に、５回程度、繰り返して行ってください。

第４章のポイント

◎最高体温になる起床11時間後に眠ると、就寝が遅くなるか睡眠が浅くなる。

◎姿勢が悪くなったら体温が下がっているサイン。

◎足の裏を地面につけてお尻を締めると体温が上がる。

◎体を動かす用事を夕方につくっておく。

◎入浴から１時間後に就寝できるスケジュールを組む。

◎お尻の筋肉を鍛えれば、肩こりや寝汗の予防になる。

コラム

55歳以降の睡眠のつくり方

「最近早く起きるようになったから歳かな」というセリフを、言ったことがある方が多いと思いますが、年齢に合わせて睡眠をつくり変えるという発想はあまりないのではないでしょうか。

ヒトは、年齢を重ねると睡眠が短くなっていきます。その理由は2つ考えられます。1つは、基礎代謝が低下することです。睡眠中は、体が非常に活発に代謝活動をしています。基礎代謝が落ちてくると睡眠を維持する力が弱くなり、早く目覚めるようになります。

もう1つは、睡眠中の脳の情報処理に関することです。若いときほど初体験のことが多いので、睡眠中にはたくさんの情報を処理しなければいけませんが、年齢を重ねていくと経験が積まれていきますので、どんなことでも、今までの知識と経験で対応できるようになっていきます。そのため、睡眠中に情報を処理する必要がなくなっていき、睡眠が短くなるのだと考えられます。

女性は男性よりも早く、40歳代から睡眠に変化がみられることがあります。これは、妊娠、出産のために母体を形成する良質な睡眠を20代の頃に使えるようにプログラムされていて、男性よりも質の良い睡眠を先に使い切ってしまうからだと考えられています。女性は20代の頃に、夜更かしをしたいのにやたらに眠かったという経験がある方も多いのではないでしょうか。

一方で、男性は年齢による睡眠の変化はみられにくいですが、男女ともに睡眠が大きく変わるのが55歳です。

55歳は、睡眠の個人差が大きくなる年齢で、55歳を過ぎても20代の頃のように眠る人もいれば、急に眠れなくなる方もいらっしゃいます。睡眠のリズムをつくるメラトニンは、年齢とともに減っていくので、リズムをキープする力が弱くなり、リズム全体が前倒しされ、夕食の時間ぐらいに眠くなり、夜中に目覚めてしまうという傾向がみられます。

55歳からの睡眠でまず大切なのは、10代や20代の頃の睡眠を目指さないということです。今の年齢にふさわしいのは、コンパクトで良質な睡眠です。成長ホルモンを増やし、メラトニンリズムを遅らせること。そのためには、夕方の運動や、眠る1時間前に入浴をして深部体温の勾配を強調しましょう。

また、就寝時間を遅らせて、夜中に目覚めてしまっても暗くしたままで過ごし、起きたい時間にカーテンを開けて、その時間が朝であることを、脳にしっかり伝えましょう。年齢に合わせて睡眠をつくっていけば、きっと満足が得られます。

第5章
夜にしたいこと

新幹線の出張ではPCメガネをかけて帰る

電車通勤になった途端、夜の寝つきが悪くなったという経験はありませんか？「初めは、新しい職場になったことの緊張感が原因だと思っていたけど、3カ月以上経ってもなかなか眠れるようにならなくておかしいなと感じているんです」というような相談をよく受けます。新幹線で日帰り出張の日は帰ってきてからなかなか寝つけないという話も多いです。

これは、仕事の緊張感やその日に頭を使いすぎて興奮しているから、ということだけではなく、**電車や新幹線の車内が明るいことの影響**だと考えられます。

電車内は非常に明るい上に、立って乗っている場合は、目線と照明との距離が非常に近いです。これによって、**夜のメラトニン分泌が減ってしまっている**のです。

出張で眠れないという方に、飛行機での移動のときはどうですか？とお聞きすると、飛行機のときは到着した後でも眠れるかもという言葉がかえってきます。飛行機は、飛行中機内が暗いですね。電車で移動する場合は、車内が明るすぎることで眠れなくなっているわけですが、そうは言っても車内を暗くして欲しいとお願いすることはできません。

そこで、自分でできる工夫として、**ＰＣメガネをかけて、ブルーライトをカットした状態で乗車すれば、メラトニンが減ることを防ぐことができます**。これは私も出張のときに必ず使用しています。夜遅い帰宅によるダメージは最小限に抑えたいものです。

浴室の電気を消して入浴する

ヒトは「暗くなったら眠る」ので、夜は電気を何もつけずに真っ暗になっているのが、ヒト本来の環境なわけですが、これがなかなか難しいです。今の世の中、自宅をどれだけ真っ暗にしようと努力しても、待機電気やらケータイのメールサインなどがついていて、結局少しは明るくなってしまいます。

そこで、完全にまっ暗にすることより、まずは**メラトニンが特に減りやすい場面を変えていきましょう。**

メラトニンが減りやすいのは、照明と目の距離が近いときです。デスクライトに近づけば脳が目覚めるように、照明との距離が近ければ強く影響を受けます。毎晩メラトニンを減らしている照明、それが浴室にあります。

浴室は、他の部屋に比べて照明と目との距離が近く、また全体が白っぽい壁であることで光が多く反射します。そこに、ゆったりとお湯につかって過ごすので、一定時間強い光を浴びるわけです。**試しに、浴室の照明を消してみましょう。**多くの場合は、脱衣所の照明がついていれば、半透明のドアを通して明かりが差し込むと思います。最初は「暗い！」と思うのですが、これが意外と気分が落ち着いてしまいます。体を洗うにもそこそこ明るいですし、脳が休まるような感じも実感としてあるので、これから睡眠に入るぞという気分にもなっていきます。

難しい案件に取り組んだ日や、たくさんの初対面の人と会った日などは、脳の中の情報量が非常に多いので、入浴中の光を減らし、脳の覚醒を低下させることも、翌日に疲れを持ち越さないためにできる工夫です。

膝下に冷温水をかける

朝、スッキリ起きられるために、夜できることもあります。朝起きるときの体の変化について着目してみましょう。

ヒトは、物理的には、丸太状の容器に60～70％水をはったようなモノです。この丸太が横になっているのが眠っているときの状態ですが、目覚めて体を起こすときは、重力で水が下がってしまいます。これでは、足の方に血液が集まってしまい、肝心な脳が血流不足になってしまいます。

これを防ぐために、ヒトの体は血圧を使って、重力に逆らいながら脳に血液を届けています。この機能がうまく働かないと、サーッと顔色が青くなる起立性低血圧が起こってしまいます。また、脳の血流が最も優先されるので、血流量が足りないと、臓器が活動するために配分される血液量が確保できなくなってしまいます。

朝起きた時に、気持ち悪い、めまいがする、立ちくらみがする、イライラする、などの様子がみられる方は、次の方法を試してみてください。

夜、お風呂から上がるときに、洗面器で水をくみ、膝から下にジャバーっとかけます。すかさずお風呂のお湯を膝下にかけます。水、お湯、水、お湯と3回程度交代にかけてみてください。

血管は、通常、体の外が寒ければ収縮して、外が暖かければ弛緩しますが、忙しく生活をしていると、この刺激と反応の関係があべこべになってしまうことがあります。そこで、体にどのような刺激にはどのように反応するのかを、もう一度教えてあげるという感じです。

手軽にできる方法なので、ぜひ試してみてください。

起床時間を唱えて眠る

1つの目覚ましで起きられなければ、目覚ましを増やすか、遠くに置いてベッドから出なければならないようにするなどの工夫をされると思います。部屋の四隅に1つずつ目覚まし時計を置いています、なんていうお話もよく伺います。これは他人にとっては笑い話かもしれませんが、ご本人にとっては切実な問題です。4つでもダメならば、もっと増やすか！　とエスカレートしてしまいそうですが、目覚まし時計を増やす前に、もともと自分に備わっている目覚まし機能を発掘してみましょう。

ヒトには、頭の中で起きる時間を唱えると、コルチゾールを促すホルモンであるアドレノコルチコトロピンが起床時間より3時間前から分泌される機能が備わっています。これは第3章でもご紹介した**「自己覚醒法」**と呼ばれる方法です。やり方は簡単で、**就寝前に「6時に起きる」と頭の中で3回唱えるだけ**です。

この方法は、練習が必要です。実行しはじめると、目標起床時間より早く目覚めてしまうことがあります。または、全然効果がなく、結局目覚ましの音で不愉快に目覚めることもあります。しかし、ここで効果がなかったとやめないでください。脳の中では変化が起こっていますが、起床には至らなかったということです。結果がはっきり出なかった方法はバッサリ却下してしまいたいところですが、そこは、相手はヒトという生き物なので、**システムが実用化されるまでには時間がかかる**ことをご理解ください。変化は少しずつ現れます。以前は、目覚ましを止めて、また眠ってしまうことを3回繰り返してようやく目覚めていたところが2回になった。こんな感じで変化していきます。小さな変化を見逃さないことも、成功へのヒケツです。ぜひ、寛容になっていただき、毎晩繰り返してみてください。

スヌーズ機能で目覚めが悪くなる

ケータイや目覚まし時計が、5分間隔などでアラームが鳴るように設定できる「スヌーズ機能」を使っていますか？ 1回で目覚められないときの保険として、とても便利な機能ですが、実は、この便利なスヌーズ機能によって、目覚めが悪くなっているのです。

スヌーズ機能は、目覚めが悪いから使うものですが、使い続けていると目覚めが悪くなるとは、どういうことでしょうか。スヌーズ機能と睡眠慣性の関係について調べられた実験では、スヌーズ機能を使用している人は、使用していない人より、**起床後の全般的な活力が低下**していたという結果がみられています。

ヒトの機能は、外側から補助されると低下してしまいます。腰痛のときに、コルセットをつけっぱなしにしていると、自前の筋力が低下して腰を支えることができなくなり、腰痛が悪化してコルセットを手放せなくなってしまいます。

脳の働きでも、これと同じことが起こります。リハビリテーションでは、外側からの補助を使ったときは、必ず自前の機能も同時にトレーニングすることが基本です。**目覚まし時計をかけつつ、自己覚醒法を活用して、脳内の起床プログラムを強化していきましょう。**

目覚まし時計を伏せて眠る

この自己覚醒法と関連したことに、「夜中に時計を見ない」というポイントがあります。私たちは、夜中に目覚めると時計を見ます。なぜでしょう？　夜中に時間を確認したところで、何か締め切りがあるわけでもありませんし、次の行動があるわけでもありません。理論的に考えれば変な行為なのですが、でも私たちは時計を見てしまうのです。6時に起床する予定なのに3時に目覚めて時計を見たとき、私たちの頭ではこんなつぶやきが起こります。「まだ3時か……。あと3時間眠れるな」。このように**時間を逆算してしまう**のです。

このような傾向は不眠症の人に非常に多く、不眠治療では時計を伏せて眠ることをまずお願いしています。この時間を逆算することが睡眠の質を悪くする理由を、私はこのように考えています。

ヒトは、生き物なので、時計遺伝子が時間を刻んでいるといっても、それほど正確ではありません。実際、遺伝子の転写でも、中身はエラーばっかり起こっているので、それが生き物なのだと思います。そんな正確でない時間の中でなんとか起床のプログラムを作り、ここまで実行してきたにも関わらず、途中で目覚めたときに「正確な」時計を見て、言語を使って残り時間を命令されたら、それはプログラムも混乱すると思います。

それでは夜中に目覚めたときはどうすればよいか？というと、**時計は見ずに（た**

とえ見てしまっても）、「（今が何時であっても）6時に起きる」と唱えて再び眠ってください。この方法で、朝のスッキリ感が得られたという人も多く経験するので、夜中に目覚めたときに注意しておくことは、有効だと思います。

脳という臓器を冷やす

脳は思考を司っているので、体の器官の中でも別格な感じがしますが、脳も内臓です。ぐるぐる悩み事をして眠れないという方は多いと思いますが、正確には、**脳の温度が高いので、臓器の活動が活発になってしまい悩み事という活動をしている**ということです。

深部体温が下がると、血液の温度が下がります。冷えた血液が、脳血管に流れれば、脳の温度が冷えて活動が鎮まり、速やかに眠れます。通常は、このような反応が自然に起こりますが、眠る直前まで仕事の資料を作成しているなど、頭を使っているときは、なかなか脳の温度が下がりません。そこで、速やかに眠れるように物理的に脳を冷やしてみましょう。

脳は、臓器の中でも周囲に筋肉や脂肪が少ないので、温めたり冷やしやすい場所です。**乾いたタオルを冷凍庫に入れておき、それを枕に敷いたり、やわらかい保冷剤などを使うと脳の温度を下げることができます。冷やす場所は、耳から上の脳です。**首の辺りは、呼吸中枢などがあり、冷えて活動が低下すると危険なので冷やさないでください。逆に脳が覚醒する反応が起こってしまいます。枕の上半分くらいのところに冷やすものを置いて、そのまま仰向けになれば、大脳の温度が下がり、悩み事ができなくなります。

これはあくまでも眠り始めを助けるだけです。ずっと冷やさないといけないのではなく、最初だけ少し冷えれば十分だと認識してください。

第５章のポイント

◎19時以降は強い光を見ないように工夫する。

◎電車など光が避けられないときは、ＰＣメガネでブルーライトをカットする。

◎朝起きられないときは、入浴後膝下に冷温水をかけて血管を鍛える。

◎起床時間を唱える自己覚醒法を使うと、血圧や血糖値が上がって起きやすい体になる。

◎目覚まし時計は自己覚醒法と併用する。

◎夜中に「あと○時間眠れる」とつぶやかず、起床時間を唱える。

◎耳から上の頭を冷やせば寝つきが良くなる。

コラム

男性が女性の睡眠をサポートするには

女性に「眠れない」、「途中で起きてしまった」と話されると、男性は「目を閉じてじっとしていれば大丈夫」などと、励ますことが多いですが、女性にとっては、眠れない苦しみに共感してもらえなかった感じを受け、「分かってもらえない」と思うことがあるようです。また、眠れないから起きてＤＶＤなど観ていたと聞くと、眠れない原因が明らかなので「だから眠れなくなるんだ」と言ってしまいます。

女性は、男性よりも、体や気持ちの変化を言葉にすることが得意なので、「世の中で起きているのは自分だけのような孤独な感じがして」とか「眠ろうとすると出てくるくだらない考えに負けて悩んでしまう自分が嫌だ」など、現状を詳しく話されます。このときはいきなり解決策は求めていないので、男性が解決策を伝えても、なかなか実行に移すことができません。

そこで、しばらく話を聞いてみてください。すると、現状の様子をいろいろ話していく中に、「夜ＤＶＤを観るのがいけないんだけどね」などと、自ら解決策を話してくれることが多いです。

また、ぐっすり眠れたときはどんな感じだったかと聞いてみると、「朝、すぐに体が動いて家のことができる」とか「昼間の視界が明るくなる」など、良い状態のイメージを話してくれます。

このように、自分から解決策と良い状態のイメージを話すことができたら、脳の中では、すでに実行することができているので、実際の行動も変わってきます。

男性から言われる解決策よりも、自ら話した中に出てきた解決策の方が実行できるのですが、女性は、自ら話していながらそれが解決策であることに気づかないことが多いです。

そこで、「それができればいいんじゃない？」と男性が焦点化をすると、女性は自ら行動を変えることができます。男性としては、自分が提案した解決策で実際に解決するように、つい手柄を立てたくなってしまいますが、実はこれが遠回りになってしまいます。

まずは、眠れないことでどんな気持ちになったかということを聞き、しっかりと相槌をうってみましょう。話したらスッキリしたと終わってしまわないように、「よく眠れてたときはどんな感じだった?」「眠れてたときは何か工夫してた?」と質問をしてみれば、女性は自ら理想のイメージと、それを実現する解決策を見出してくれるはずです。

パートナーが気持ちよく起きてきてくれることは、みなさんが望むことだと思います。できる範囲で、試してみてください。

第6章

不規則な生活でも成果が上がる！

「睡眠の法則」超活用法

睡眠の法則を2カ月実行して生産性が12%アップ！

ここまで、睡眠の法則を学んできましたが、では、実際に実行すると昼間のパフォーマンスにどのような変化が見られるのでしょうか。

私どもが、出光興産株式会社にて、社員の方々に睡眠の法則について研修をさせていただき、任意で14名の方から、研修時と2カ月後の生産性の変化を自己評価していただいた結果を見てみましょう。

参加していただいた社員の方々は、みなさん日勤で、デスクワークが中心です。社員の方々の生産性を、「時間管理」「身体能力」「判断・集中」「作業遂行」「コミュニケーション」「生産能力」の6つのカテゴリーに分類し、それぞれ5つずつの質問を用意して、5段階で自己評価してもらいました。

次ページの図を見てみてください。生産性評価の総合得点は、12・3%の上昇がみられました。また、下位の項目を見ていくと、「身体能力」が25%上昇で最も高

図７：日勤の社員の生産性評価

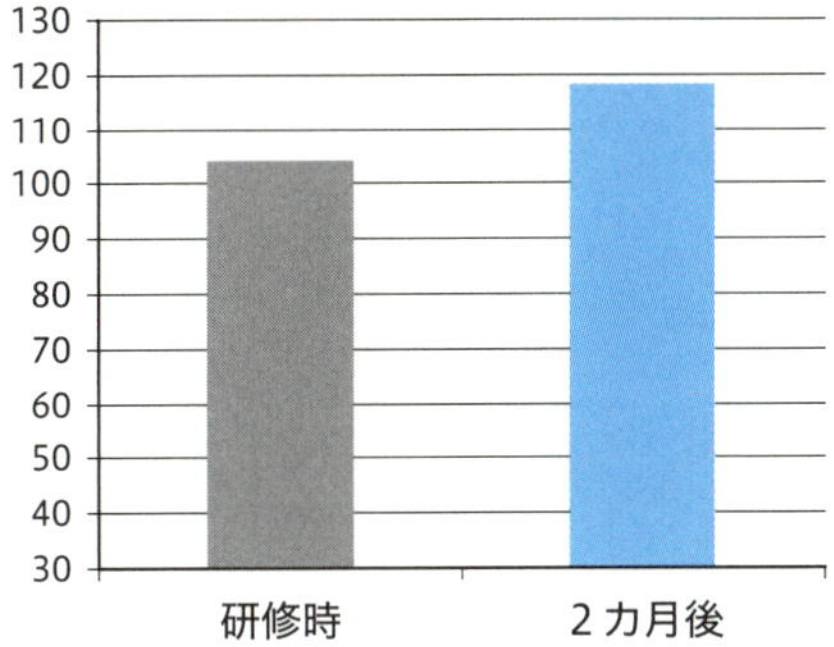

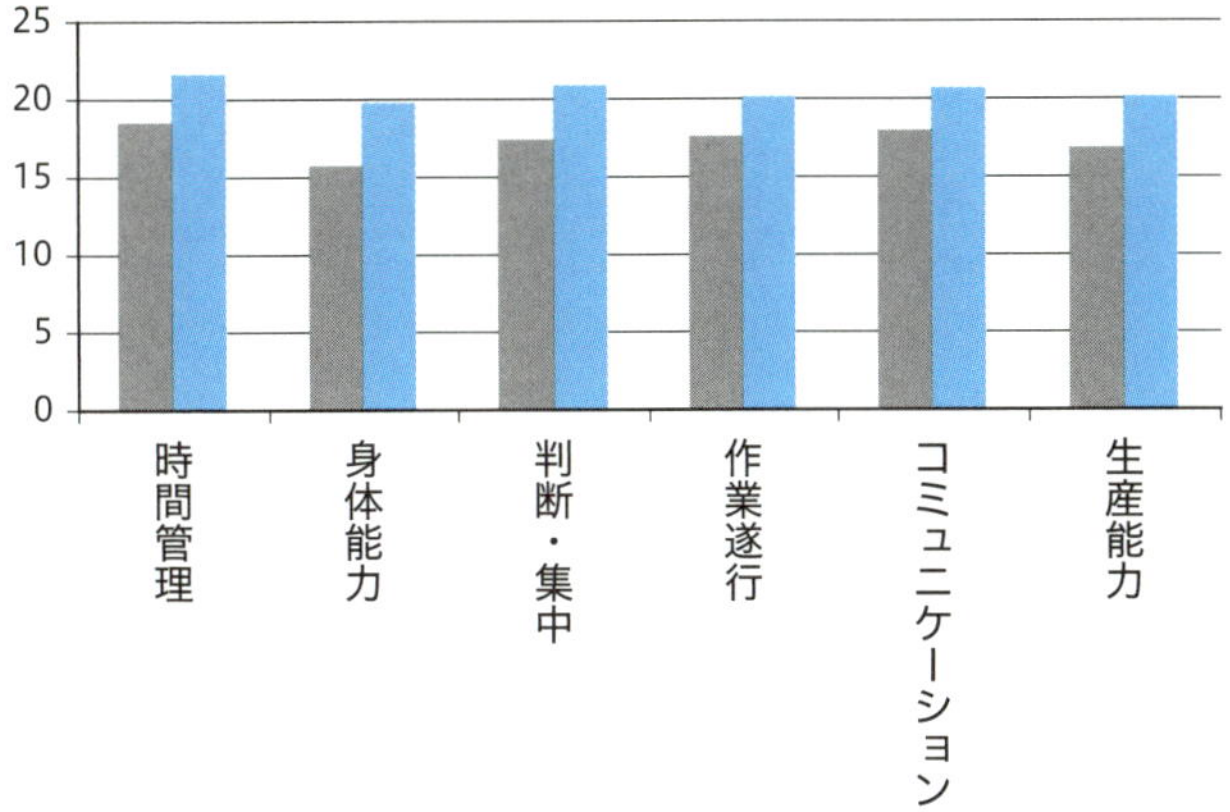

生産性全体評価　12.3%上昇

各下位項目の上昇率
「時間管理：15.8%」「身体能力：25%」「判断・集中：16.7%」
「作業遂行：11.1%」「コミュニケーション：11.1%」「生産能力：17.6%」

く、次いで「生産能力」「判断・集中」「時間管理」の上昇が高く、**全てのカテゴリーで向上**がみられています。

睡眠の法則によって、**体が疲れにくくなる**、というのは、イメージしやすいですが、判断・集中力や時間管理でも自己評価の向上がみられたところから、**脳の働きも向上している**ことが読み取れます。社員の方々の感想として多かったのが、「目覚めが良くなった」「午後の眠気が少なくなった」というものでした。

このように、日勤で比較的規則正しく生活されている方々は、睡眠の法則を実践することで、日中のパフォーマンスが向上します。一方で、不規則な勤務をされている方はどうでしょうか。この章では、不規則な方々の睡眠コントロールについて、具体的に見ていきましょう。

不規則な睡眠をコントロールするもう1つのカギとは

不規則な生活をコントロールするためには、脳と体の機能をフル活用しなければいけません。生体リズムを整えることに有効な因子をもう1つ、睡眠の法則にプラスしましょう。それは**食事**です。

食事では、何を食べるか、ということを気にしがちですが、ここでは、**いつ、どのぐらい食べるかがポイント**になります。生体リズムは、光を感知したとき以外に、絶食後に食事をしたときからスタートする性質があります。**絶食期間が長ければ長いほど、その後の食事によって生体リズムは調整されやすくなります。**通常、3食たべている場合は、最も絶食期間が長いのが、夕食から朝食の間です。そこで、絶食後の**朝食がリズム調整には最も大事**だと言われるのです。

朝食をとっていても、昼間は忙しくて食事がとれず、やっと落ち着いた夕方辺りにお菓子などを食べて、残業に入る。というパターンが続きますと、夕方までの絶食期間が長くなるので、夜型の生活になりやすくなってしまいます。

朝型にしたい場合には、朝食までの絶食期間を長く設定してみましょう。例えば、平日は21時に夕食をとっている生活だと、休日にも同じような食事時間になりがちですが、夕食を18時あたりにして、その後、間食をせずに朝食を少し多めに食べてみましょう。

忙しい生活の中でも、実行できる日はあると思います。毎日ではなくても、できる範囲で実施していると、慢性的な夜型から脱却することもできるはずです。

1日2食のタクシー運転手

企業で研修をしていると、その企業には必ず「デキる人」がいます。その人が生活リズムを整えるために普段使っている方法は、その業種、その環境にとって最良の方法です。タクシー会社で研修をさせていただいたときに、こんな「デキる人」

がいらっしゃいました。
お客さんの乗車件数も多く、なおかつ事故もない。そんな彼が経験的に編み出された方法が、1日2食です。勤務は、朝から始まり休憩をとりながら夜中まで続き、夜中に帰宅します。業種の特徴は、集中力が必要である反面、体を動かすことがかなり少ないことです。

彼は、家族と一緒に食事をするために、朝食を最も重要視しています。最も食べる量が多いのも朝食です。そして、勤務に出てから、遅めの昼休憩で昼食をとり、ほんの短時間仮眠をします。そして、夜は繁忙時間なので、その前に軽く体を動かしておき、夕食はとらずにお客さんを乗せ続けて会社に戻ります。

彼は、先ほどご紹介した、**食事を使って生体リズムを整えるためには、絶食期間を設けて、その後の食事を多くとるという方法を経験的に実践されている**ということです。もともと体を動かすことが少なくなる業種であることから食事量も調整されており、さらに昼に目を閉じ、夕方には体を動かしておくという、睡眠の法則をうまく業務に取り入れている方でした。

子どもと一緒に早寝して夜中に家事をする女性

子育て中の女性は、とにかく忙しいですが、そんな中でいかに効率よく質の良い睡眠をとるかということが問題です。

彼女は、夫婦共働きで、就学前のお子さんが2人いらっしゃいます。睡眠の重要性を認識していた彼女は、子どもの寝かしつけが最優先だと考え、帰宅後にすぐに子どもと一緒に入浴し、それから食事の支度をして、食後には子どもと一緒に眠る。そして、夜中の2時頃に目覚めて家事をし、4時ごろに再び眠るという生活をしています。

時間がなく忙しいときは、子どもも一緒に就寝が遅れてしまったり、子どもを寝かしつけた後で、ようやく自分の時間ができたと思ってのんびりしてしまい、結局やることができずに就寝だけ遅くなってしまう、というサイクルになりがちです。

彼女は、最初の睡眠を充実させるように、入浴を早く済ませています。これで深部体温が急激に下がり、子どもが眠くなる時間も早まるので、寝かしつけにも時間がとられ過ぎず、自分も一緒に眠ってしまえば、不十分な中でも体はしっかり回復できるということから、この方法を実践されています。

まとまった睡眠がとられないときは、最初の3時間にいかに深い睡眠をつくることができるかが勝負です。このことをよく理解されている方法だと思います。


そして、夜中に目覚めたときの光の使い方にもポイントがあります。

55ページでご紹介した、最低体温と位相の関係を示したグラフを思い出してみましょう。最低体温である朝４時（起床から22時間後）の前に、強い光を見てしまうと、夜更かし朝寝坊のリズムになってしまうということでしたね。朝２時に目覚めた時点では、部屋全体ではなく手元だけを明るくし、朝４時に再び眠って目覚めた後には、窓から１ｍ以内に入って脳に光を届ければ、リズムを整えながらうまく家事と育児をこなすことができます。

工場の周りを歩いてから帰宅するベテラン社員

工場勤務が長い方も、経験的に良い方法を実践されています。それは、勤務が終わった後、工場の周りを2～3周歩いてから帰るということです。

彼は、日勤のときに、運動不足解消のため、工場の周りを歩いています。実は、この行為は、交代勤務でリズムが不規則になってしまうことをうまく防いでいるのです。交代勤務の場合、休日を日勤と同じ生活リズムだと考えると、1週間の中で最も多い生活パターンが日勤のリズムになります。この**日勤のリズムをキープすることが、交代勤務でも体調が崩れないようにするコツ**です。

ヒトの深部体温リズムは、強いリズムなのでなかなかずれません。休日の朝に暗いまま眠っていると、メラトニンリズムはあっさりと後ろにずれてしまい、睡眠－覚醒リズムもすぐに同調して後ろにずれてしまいますが、深部体温リズムはそのままです。しかし、この深部体温リズムも、不規則な生活が2～3週間継続すると、後ろにずれてしまいます。深部体温リズムは、強いリズムなので、いったんずれてしまうと、元に戻すのがとても大変です。昼夜逆転の生活になってしまっている方を、朝起きて夜眠る生活に戻すのは、本人もご家族も大変な作業です。

そこで、**不規則な中でも、週の半分にあたる３～４日は最低体温になる時間に眠って、リズムが動かないようにする**「Anchor Sleep」という方法があります。文字通り、動いてしまうリズムに錨をおろすイメージです。深部体温リズムをずらさないためには、このように最低体温の時間に眠るようにする他に、**最高体温の時間に体を動かして体温を上げるという方法**があります。

工場勤務のようにシフトに体を合わせるのが大変な方の中には、経験的に深部体温をずらさないようにしている方がいらっしゃいます。日勤が終わった夕方に、運動をする習慣を何年も続けていらっしゃることは、生体リズムの観点からも、重要な体調管理方法だということです。

モニター電源をこまめに切る3時間睡眠のエンジニア

朝の光を見ると言っても、光が全く入らない環境でひたすら作業をされている方もいらっしゃいます。システムエンジニアの彼は、平均の睡眠時間が4時間弱で、夜中に作業をすることがほとんどです。朝方に帰宅をして午前中から仕事をするという生活です。

彼は、職業上パソコンに向かうことが日常なので、食堂や食卓があるにも関わらず、パソコンの前でニュースを見ながら食事をするという習慣がありました。しかし、研修で、**ながら活動が脳を疲弊させる**ことを知り、食事はパソコンの前でとらないようになりました。また、ちょっとした休憩でもモニターの電源を切り、**不必要に視覚刺激が脳に入らないように工夫**をしました。

その週から、体の変化を感じ、「同じく短時間しか眠れていなくてもスッキリ眠っているような感じがする。夜中の作業でもはかどっている感じがあり、実際にミスも減った」とお話されました。

非常にハードな環境での仕事ですが、デスクワークの方は、**パソコンの前にいることに慣れ過ぎてしまっていて、休憩中にも頭を働かせてしまっていることに気づかなくなってしまう**ことが、よくあります。

ヒトの脳には、ある場所に行くと、その場所で使われた脳の部位が働きやすくなるという記憶の仕組みがあります。休憩中でも脳が視覚や聴覚の刺激を受けるような環境では、休憩時と作業時の脳の活動にメリハリがなくなってしまいます。

仕事の中でも、アイデアを練る椅子、頭の整理をするために図式化する机、集中して文章を読む場所など、**作業が切り替わったことが脳に伝わりやすい環境をつくる**ことができれば、ハードな仕事の中でも脳にかかる負担を最小限にすることができます。

平均起床時間を基準にする新聞記者

毎日起床する時間が違うので、働いている限りは規則正しい生活は無理だという方もいらっしゃいます。新聞記者の彼女は、4時に起きることもあれば、午前11時に起きることもあり、曜日によって決まっているわけでもないので、その場で時間があれば眠っておこうという生活をされていました。

このような場合は、いつも違う起床時間の中でも、平均的な起床時間、または週の半分ぐらいを占める起床時間を、ご自分にとっての「朝」に決める必要があります。彼女の場合は、大体起床することが多い時間は、朝5〜7時でした。そこで、朝の6時を仮に自分にとっての「朝」だと決めました。

朝が決まったことで彼女の行動が変わったのは、**不必要な睡眠をとらない**ということでした。今までは、起床時間がバラバラだと自分で認識していたので、目覚めても、出勤が遅い日は二度寝をしていました。彼女は、この出勤が遅い日の二度寝をやめました。すると、総睡眠時間は減ったことになりますが、体に変化が出てきて、「夜まで体がもつようになった」とお話されました。

交代勤務のように不規則でも自分にとっての朝が決められている場合ではなく、自分の裁量で勤務帯を変えられる場合では、**自分なりに基準となる「朝」の時間を決めてみましょう。**こうすることで、睡眠をかせごうと頑張った挙句にリズムをずらしてしまうという事態は避けられます。また不規則だからということで体調管理をあきらめつつ、気持ちの上ではなんとかカバーをしたいと、様々な健康法を試してはやめて、ということを繰り返してしまうことも防げます。

いったんご自分のバラバラな生活を客観的に眺めてみると、そこに一定の規則性はあります。その規則性を見つけて、それを自分の標準とした上で、不規則に対応をしていけば、自ら不調を招いてしまうことなく、乱れた後のリカバリーも早いはずです。

飲食業で完全に昼夜逆転生活

飲食業で朝方帰宅をして、食事をし、それから眠る。14時ごろに起きて、お風呂に入ってから17時ごろに仕事に出る。そんな生活の方もいらっしゃると思います。時間数的には眠っていても眠れていない感じがするのではないでしょうか。

14時に起床しているので、深部体温が最も高くなる時間は、起床から11時間後である深夜1時、最も低くなる時間は昼の12時ということになります。この生活リズムで、光と食事を使って睡眠をコントロールするには、次のような方法が考えられます。

まず、光を使った方法では、**人工的に朝と夜をつくってみましょう。**朝方帰宅したときは、ご自分にとっては「夜」なので、ブルーライトカットメガネやサングラスをかけて帰宅し、カーテンを閉めて遮光した状態で眠りましょう。そして、14時に起床したときが「朝」なので、窓から1m以内に入り、積極的に脳に光を届けてみましょう。

次に、これに食事のとり方を加えると、現在は帰宅後にとった朝の食事によって、体のリズムが遅れてしまい、寝つきが悪く、寝起きにボーっとすることがあると思います。そこで、**朝帰宅したときは、食事をとらないか、ごく少量で済ませて、14時に起床した後に少し多めに食事をとるようにしてみましょう。**14時の食事が「朝食」の役割になり、起床時間から時計遺伝子がスタートする仕組みを活用することができます。

第６章のポイント

◎睡眠の法則を使うと、体が軽くなるだけでなく集中力も上がる。

◎朝型にするには、夕食を早めて朝までの絶食期間を延ばして朝食を食べるといい。

◎まとめて睡眠がとれないときは、最初の３時間に深く眠るために体温の勾配を強調する。

◎不規則な生活の場合は、起床から11時間後には眠らず、起床から22時間後には少しでも眠る「Anchor Sleep」を使う。

◎長時間のデスクワークでは、ながら活動を控えて脳に入る視覚情報を制限する。

◎起床時間がバラバラな場合は、平均の起床時間を基準にして、週３日は基準日のリズムで過ごす。

◎昼夜逆転の場合は、人工的に朝と夜をつくる。

第7章

「脳を成長させる方法」

やりたかったことができるようになる！

1つだけ週3日以上を2週間続ける

これまでご紹介してきました、**睡眠の法則は、全てを実行する必要はありません。**私たちの脳は、2つ以上のことを一度に始めようとすると、すぐに飽きてしまい、続かなくなってしまいます。それは、成功したという記憶がしっかり残らないからです。

毎日の習慣を変えるには、脳が新しい常識をつくり、その常識のもとで動き出さなければいけません。そして、脳に新しい常識をつくるには、脳が自動的に常識をつくり上げる仕組みを知り、それにゆだねなければいけません。全て自分で変えようとしてしまっては、ダメなのです。

睡眠の法則を実行するときは、このように目標を定めてください。

「1つだけやることを決めて、それを最低週3日、2週間続ける」

すると2週間後には、何らかの小さな変化が訪れるはずです。目覚ましを止めるまでの回数が減ったり、居眠りして電車を降り過ごすことが減ったり、飲んでいた頭痛薬が減る、というように、その方の生活の中で、他愛ないことだけど、実は悩んでいたというところが変化し始めるのです。**この変化を見つけられて、変わってきたことを実感できれば、あなたの脳は、新しい常識をもとに動き出します。**

では、実行する１つの行動はどうやって決めればよいのでしょうか？

それは、この章でお話しする、**脳を成長させる３つのセオリーにしたがって、確実に自分を変える１つの方法を決めてください。**

これは、リハビリテーションの現場で使われている、基本的なセオリーです。患者さんたちは、このセオリーにしたがって、自分を成長させ、社会に復帰していきます。みなさんも、ぜひ、その術を身につけてください。

脳が成長する3つのセオリー

私たちは、今の生活をガラッと変えたい！と思うときに、たくさんのことを実行するか、特別なことを実行した方が良いと思いがちです。その方が「やった感」がありますし、取り組んでいること自体に満足感が得られます。

しかし、一時的な満足感でモヤモヤが解消されても、しばらくするとまたガラッと変えたいと思ってしまいませんか？　実は、**脳が本当に変わるときは、このような「やった感」は全然起こりません。**「やった感」では、脳を変えることはできないのです。

リハビリテーションの現場には、短期間で脳を大きく成長させるセオリーがあります。障害を負った脳をつくり直すこうした技術は、元気な人の脳をさらに成長させることに活用できます。

そのセオリーとは、次の3つです。

エラーレス・ラーニング
スモールステップ
自己組織化

この3つのセオリーが実行されると、やりたいと思っていたことは「習慣化」されます。やっていることに気づかないほど、日常生活にしみ込んでいく感じです。やりたいと思いつつも、**なかなか手がつけられなかったことが、あっさりと自然にできるようになる**とすれば、それはすばらしいことですよね。自分の生活が本当に変化するときは、「よし！　始めるぞ！」というテンションの高いものではなく、スルスルっと変化していくものです。

3つのセオリーは、どれも聞き慣れない言葉だと思いますが、私たちの脳がどのような性質をもっているのかを知っておくことは、睡眠の法則を実生活に取り入れるためにも、また、やりたかったことを実現させるためにもとても大切です。ここでは、この3つのセオリーを詳しく見ていきながら、加えて、自分自身の行動で、この3つのセオリーを邪魔してしまう落とし穴もチェックしておきましょう。

当然できることから始める「エラーレス・ラーニング」

みなさんは、新しいことを学ぶには、どちらの方法が良いと思いますか?

①失敗を繰り返しながら何度もチャレンジをして少しずつ上達していく
②当然できることだけをやりながら難易度を上げて、失敗したらまたできる範囲のことだけやる

①は試行錯誤と呼ばれる方法で、苦しんだ分だけ達成感も大きく、できたときの感動から自分が成長した実感が得られやすいと思います。朝型生活にするために、「朝ランニングをしよう!」「朝は脳がシャキッとするアロマをたこう!」など、頑張れば大きな対価が得られる感じです。しかし、何度かチャレンジして「やっぱり

私は無理だわ」とあきらめてしまったこともあると思います。

一方、②は**エラーレス・ラーニング（誤りなし学習）**と呼ばれる方法です。難しいことに挑戦せず、当然できるレベルを確実に行い、少しずつレベルを上げていきます。

脳の成長を促す記憶障害の治療では、以前、①のように単語を50個覚えることを繰り返す方法と、②のように5つの単語を覚えて、1つずつ増やしていく方法と、どちらがヒトの記憶を向上させるかという議論がありました。結果は、②の方が記憶力が向上したということで、現在では、②のエラーレス・ラーニングを使って治療することがスタンダードになっています。**エラーレス・ラーニングのポイントは、当然できる範囲の中で最も難しい課題を設定すること**です。

例えば、休日に平日と同じ時間に起床するという目標を立てたとしましょう。「よし！　今週末から実行しよう！」と思って、休日の朝に1回は目覚めたはずだったのにいつのまにか眠ってしまって、結局昼前まで眠ってしまった。それでも、これを繰り返していけば、段々できるようになるはず。このように考えるのが、試行錯誤の考えです。慢性的に休日の寝だめ習慣が続いているときほど、ガラッと生活改善をしよう！と思ってしまいますが、ガラッと変えるには相当なエネルギーが必要です。これでは、消費するエネルギーに対して成果がなかなか見合わないので、次の週末には半分あきらめたような状態になってしまい、いつの間にか目標自体も忘れてしまいます。

では、この目標を、エラーレスで取り組む、つまり確実にできる範囲の最も難しい課題を設定するにはどうすれば良いのでしょうか。この課題設定に使うのが、スモールステップです。

当然できることを見つける「スモールステップ」

エラーレス・ラーニングを実践するためには、まず、自分がやろうとしていることの中から当然できることを見つける作業が必要です。この**当然できることをスモールステップと呼びます。**今日から何の苦労もなくすんなりできることです。脳が成長するカギは、このスモールステップをいかに上手に設定できるかにかかっています。

先ほどのように、**休日に平日と同じ時間に起床しよう**という目標を立てます。この目標に対するスモールステップをつくるには、次の手順を踏みます。

①やることとやめることを挙げます。
②やることの中からすぐにできることを1つ選びます。
③やめることがどのように始まるのかを思い出します。
④やめることを始める前に別の行動にすり替えます。

①休日に平日と同じ時間に起床するためには、**金曜日の夜にやることと、やめること**を挙げてみます。

【やること】
「早く眠る」「目覚まし時計を増やす」「起きる時間を唱える」
【やめること】

「テレビをやめる」「残業を減らす」「飲み会を断る」「寝る前にネット検索で調べものをしない」

②【やること】の中で、「**起きる時間を唱える**」ことは、すぐにでもできそうなので、これを選びます。

③【やめること】の中で、「**眠る前にネット検索で調べものをしない**」**がどのように始まるのかを思い出します。**

スマホに入っているポッドキャスト（海外のニュース）を更新して、ついでに充電するためにパソコンの電源を入れる。

ニュースの更新が終わったら、充電まで時間があるので、その間に思い出した調べものを検索している。

④として、ポッドキャストの更新と充電は一緒にやらなければならないかというと、そうではなく、更新は金曜日ではなくても良いし、充電はオーディオでもできる。そこで、「**ネット検索**」**が始まる前に、オーディオを使って充電し、ポッドキャストの更新を月曜日に変えます。**

これで、目標は「休日も平日と同じ時間に起きるために、眠る前に起床時間を唱えて、スマホの充電はオーディオを使い、ポッドキャストの更新は月曜日にする」となります。いかがでしょうか。ここまで具体的になれば、できそうな感じがしますね。

実は、このような方法は、私たちの脳の中では自然に行われています。すぐに実行に移せる人は、頭の中でパパッとこのスモールステップの設定をしています。

まずは、すぐに実行に移せる人を目指すために、**意識してスモールステップをつくってみましょう。**一度つくってみると、ずっと気になっていたけど手がつけられなかったことが、あっさりとできるようになります。

そして、できるようになった自分にすら気づきません。「最近、休みの日でも早起きだね」とご家族に言われて、「そういえば起きられている」と初めて気づく感じです。本当に生活が変わると、そのときは実に地味な変化なのですが、これがあらためて振り返ってみると劇的な変化なのです。

私たちは、なぜ前向きに変化したことに気づかないのか。それは、すでに脳内に新しい常識がつくられ、新しい自分として動いているからです。

脳に常識をつくらせる「自己組織化」

エラーレスで学習するために、スモールステップをつくり、あっさりと実行する。脳を成長させるために私たちが行うのは、ここまでです。ここからは、脳が勝手に成長していくので、この機能にゆだねます。

生活を変えるということは、私たちの頭の中にある小さな常識を変えるということです。常識を変えるには、新しいことが「わかる」必要があります。私たちは、「わかる」ために知識を得ることを重要視しますが、知識を得ただけでは「わかる」ことにはなりません。脳を成長させるリハビリテーションのセオリーでは、「わかる」とは運動化できたこと、と定義されます。

つまり、**脳がわかった!となるのは、動いたり、操作したり、何らかの行動に移**

せたときだということです。先ほどの例では、スマホを充電するためにパソコンでなくオーディオにつなぐ動作をしたときに、脳がわかった！となります。

脳は、いったん運動化されると、その運動を基準に新しい常識をつくり上げます。私というヒトを動かしていたシステム自体が変わるのです。このことを**自己組織化**と呼びます。この自己組織化は、もともと生物に備わっていて、動物や昆虫が群れで行動したり、渡り鳥が決まったルートで移動するのも同じ現象です。バラバラに活動している個体が、一定の秩序を生み出していく機能であり、脳の神経活動も、この秩序が生み出されていく過程で大きく成長します。ちょうどチャレンジしては挫折することを繰り返していた中で、**1つの行動が成功すると他の行動がどんどん噛み合ってよい方向に発展する**という感じです。

　私たちは常に、自分の常識をもとに行動しています。この常識がなかなか変えられないために、理想とはほど遠い生活サイクルになってしまうこともあります。なぜ、常識を変えられないのか。それは、常識は、新しい情報を知ることや新しい環境に身を置くことによって変わると思っているからです。自己組織化という私たちの仕組みから見てみると、**常識とは、考え方や価値観ではなく、普段の体の動きそ**

のものです。体の動きが普段のパターンから少し変われば、脳内の常識は変わります。そして、常識が変われば、今まで前に進まずに悩んでいたことが、何でもなかったように進んでいくのです。

仕事を人に教える場面を想像してください。1から10まで手取り足取り教えると、自分で考えて行動することができない人材が育ってしまいます。自分と脳の関係もこれと同じように考えてみましょう。きっかけを与えて、後は脳に常識をつくらせる。こうすることで、より省エネで、なおかつ確実に脳が成長していきます。

さて、この**自己組織化を支えているのが睡眠中の脳活動です。**睡眠には、不要な神経のつながりを削除して、必要な神経を残し、脳内のエネルギー効率を良くするという役割があります。不要な神経の削除は、植物の剪定《せんてい》作業に似ていることから、プルーニング（剪定）現象と呼ばれます。この役割によって、私たちは、昨日より今日、今日より明日と成長し続けることができるのです。

睡眠の法則をスモールステップにし、エラーレスで脳に学習させることで、睡眠中の自己組織化が促進されて成長し、さらにこの成長スパイラルは習慣化していきます。

みなさんが実行することは、今日から当然できることを1つだけ選んで実行する。やめることを1つだけ選んですり替える。それだけです。

集中できないのは脳内のエネルギー配分が悪い

この3つのセオリーにしたがって、作業療法士は患者さんが自分自身で成長していくように促していくわけですが、みなさんは、自分自身で実行しなければいけません。そんなときに、3つのセオリーが妨げられる状況に立ち会うことがあります。そこで、ここからは、3つのセオリーが実行しにくくなる場面を見ながら、注意すべきポイントを整理していきましょう。

例えば、寝不足の状態で仕事をしていると、目の前の課題に集中できずに、他の書類やメールが気になっては手をつけ、本来の作業が一向に進まずに時間ばかりが過ぎていく。こんな経験はありませんか？　**寝不足だと集中できない。集中できないときほど気が散って無駄な作業ばかりしてしまい、スモールステップどころか、課題をどんどん増やしてしまうのは、なぜなのでしょうか？**

私たちが何らかの仕事に取り組んでいるときの脳の働きは、2つの系統を使ってバランスをとっています。1つは、実行系ネットワークと呼ばれ、いわゆる課題遂行に必要な脳の働きです。ここでは分かりやすく「**作業モード**」と呼んでみます。

もう1つは、デフォルト系ネットワークと呼ばれています。デフォルトとは初期設定を意味しますが、脳の働きの場合は、次の課題に対して準備している状態を指します。何らかの作業中に、ふと「山田さんに話を通していないのに、あの話を進めるのはまずいな」というように、今の作業に無関係の考えが浮かぶことがありますよね。これがデフォルト系ネットワークの働きです。考えをまとめる役割をしているので、ここでは「**まとめモード**」と呼んでみます。

脳内では、この作業モードとまとめモードは、相反して働きます。作業モードが働いているときは、まとめモードは少なくなる。また、作業モードがものすごく働いているときは、まとめモードものすごく少なくなり停止するというように、**お互いの強さに反比例**します。確かに、ものすごく集中しているときは、考え事が挟まる余地はありませんよね。

さて、どちらのモードを使うにしろ、エネルギーが必要です。例えば、今月分の領収書の入力作業をするとします。これは機械的な作業なので、脳内のエネルギーをそれほど多く必要としません。エネルギーの需要があまりないので、供給量も少なくて済む状態。ですから、作業モードが使われますが、エネルギーが余っているので、余ったエネルギーでまとめモードも働くことがあり、入力作業をしながら関係ないことを考えていることがあります。

一方、これが重要な商談中だったりすると、作業モードが必要とするエネルギーはものすごく多いので、まとめモードがもっていたエネルギーもどんどん作業モードに供給されて、余計なことは考えず、高い集中力が発揮されます。このようなバランス機能によって、私たちは、集中したり、ボーっとしたりするのです。

しかし、睡眠が不足すると、このエネルギーの配分がうまくできなくなります。重要な商談中にも関わらず話に集中できないのです。脳内エネルギーの需要は高まっているにもかかわらず、作業モードへの供給量が少なく、まとめモードでエネルギーを使ってしまい、その結果、商談中に「この人、アゴが割れているなぁ」「打ち合わせの後、駅までどうやって行こうかなぁ」などと関係がない考えが浮かんできて、商談終了後にデスクに戻ると「あれ？　次の打ち合わせまでにやっておかなければいけないことは何だっけ？」と詳細が思い出せないなど、恐ろしい事態が起こってしまいます。

この**脳内のエネルギー配分をしっかり切り替えられれば、仕事の効率は上がります。**あれもこれもやらなければ！と焦っているときほど、睡眠を整えるためのスモールステップなんてつくれない、と思ってしまいがちです。しかし、**スモールステップをつくることで、あれもこれもしなければという状況から脱却できる**ことも事実です。確実な方法で脳を変えていけば、脳の覚醒度も変わり、適切なエネルギー配分で、メリハリのある仕事ができるはずです。

目が閉じられないのはドーパミンのしわざ

生活を変えようとする上で、目を閉じるということほど、スモールステップなことはないと思いますが、これがなかなか簡単にできるものではありません。ヒトは、感覚の中で視覚を最も優位に使用するので、視覚情報が遮断されると不安になるから目を閉じられないということもあります。ただ、もっと根本的に目を閉じられない、正確に言うと**目を開けていることをやめられないメカニズム**があります。このやめられないという状態をつくっているのは、**ドーパミン**という物質です。

例えば、ネット検索をしていると、もう調べることが全て済んだときに、切断することを少しためらう「間」がありませんか？　調べることがもう少しあったかな？　と考えている「間」だと自覚されているかもしれませんが、この「間」をつくっているのがドーパミンです。名残惜しい感じ。まだ何かあるかもしれないという期待感がなかなか醒めない感じです。ドーパミンという物質は**期待感をつくる役**

割をしています。ある一定の間隔をあけて刺激が与えられると、脳の腹側《ふくそく》被蓋野《ひがいや》という場所からドーパミンが放出されます。

ドーパミンには、厄介な性質があります。それは、**増えた前に行った行動を強化する**というものです。例えば、テレビがつきます。すると私たちは、画面を見るという行動をとり、新しい視覚情報が脳に入ってきます。そしてドーパミンが増えて一時的に脳に期待感がつくられます。ドーパミンは見るという行為を強化するので、私たちは見続ける行動をとります。子どもと一緒に散歩中、子どもが電気屋の前でテレビ画面に釘付けになってしまうと、「ほら行くよ！」といくら声をかけても離れられない。こんな場面を思い浮かべるとドーパミンの作用がイメージしやすいと思います。**期待感によって、行為をやめられなくなる**のです。

この**ドーパミンは、期待感をつくる働きはありますが、満足感をつくることはできません。**期待感を求めて次の刺激を待つ。視覚情報があふれた現代では、私たちの脳は常にこのような状態なので、その期待感に打ち勝って目を閉じる、ということがなかなかできません。

期待感は私たちの人生に彩りを与えるので、ドーパミンが悪い物質ということではありません。ただ、エネルギーの消耗が激しいのです。**期待感をあおられているうちにどんどん疲弊してしまい、集中しなければならない肝心なときになってエネルギーがなくなってしまいます。**これでは、仕事中は眠くて、仕事をしていないときは眠くないという事態に陥ってしまいます。これは、何としても避けたいですよね。

目を閉じるという行為を実行しやすくするには、場所が変わったときがチャンスです。トイレに立ったとき、飲み物を買いに行ったときなど、常時さらされている視覚情報からいったん離脱したタイミングがチャンスです。いつも眠くてしょうがない会社員の女性に、トイレに行ったついでに目を閉じることを実践していただくことがよくあり、継続していくと午前中の集中すべき時間の眠気が減ってきます。するとデスクにいても作業の合間にこまめに目を閉じられるようになります。つまり、こまめに目を開けるのを**「やめる」ということをしていれば、「やめられや**

すい」脳をつくっていくことができます。期待感に翻弄されて、だらだら作業を続けてしまうサイクルを、ぜひ断ち切っていきましょう。

情報断食のすすめ

ビジネスマンならば、どれだけたくさんの情報を脳に入れるのかが勝負だと思っている方は、多いのではないでしょうか。優秀なビジネスマンが最新情報をキャッチしている方法を真似て、情報の入手方法を学ぶことは多いと思いますが、脳に入った情報をどうすれば良いのか、ということを考えたことがありますか？　ここでは、**脳に入れた情報をどう扱えばよいか**ということを考えていきましょう。

記憶障害など高次脳機能障害のリハビリテーションで最も注意することは、**患者さんの脳に入る情報量を減らすこと**です。脳は、たくさんの情報があれば成長するわけではありません。むしろ、**たくさんの情報は、本当に使うべき脳の機能を邪魔**

してしまい、本来発揮できるはずの能力をかなり低下させてしまいます。たくさんの情報の中には、正確に理解できないものも含まれているので、脳内で「分からない」という事態が起こり、３つのセオリーのうちの、エラーレスができなくなってしまいます。ですから、私たちリハビリテーションの専門家は、いかに患者さんの脳に入る情報を必要最小限に削り落とすかということに神経を尖らせるのです。

特に情報収集をしようとしていなくても、忙しい生活であれば、脳にはたくさんの情報が入ってきます。その情報を処理する作業によって、脳は疲労します。

私たちの**脳が最も疲労するのが、マルチタスク、つまり、複数のことを同時にこなしている状況**です。仕事中や子育て中は、常にこのマルチタスクの状況で、いろいろなことに注意を払っていなければなりません。脳内に入ってくる情報もとても多いです。仕事をして子育てや介護をして、となると、毎日のほとんどの場面がマルチタスクになっていると思います。これが精神的な疲労につながるということは経験的にも分かりやすいですよね。

それでは、ようやく休むことができるひとりでいる時間は、どのように過ごされていますか？　テレビをつけながら本を読んだり、音楽を聴きながらメールをチェックして返信しているなんていうこともあるのではないでしょうか。これらは、効率が良さそうですが、脳内の情報量という視点ではいかがでしょうか。

例えば、テレビをつけながら読書をする場合を見てみましょう。テレビの刺激は、画面の動きに合わせて視線を動かされる受動的な視覚と、音や言葉のインパクトによってハッと気づいたり聞き流したりする受動的な聴覚刺激です。一方、読書は、自分が読んでいる箇所を覚えながら読み進める能動的な視覚刺激。この複数の課題を同時にこなすマルチタスクになっています。音楽を聴きながらメールという作業も、音楽というある一定の予測可能な受動的聴覚刺激と、必要な箇所を見る、文章を読む、書くという作業を同時にこなしています。さらに、ふと画面から目を離したときに目に入ったフリーペーパーなどを手に取って読んだり、ふと思い出したキーワードを検索して調べたりと、タスクは気づかないうちにどんどん増えていきます。

このように、私たちは、知らないうちに脳に負担がかかる状況をつくってエネルギーを使わせてしまうのです。これでは、いざ、本当にマルチタスクの能力を発揮したい仕事中に、エネルギーが不足して、うっかりしたミスが多発したり、判断力が鈍くなってしまいます。

そこで、**情報断食**という考え方をご紹介します。食べ物だと、飽食になっていくほど、空腹が分からなくなり、代謝率が低下し、中性脂肪が増えてしまうという流れを断ち切るために、断食という方法をとります。断食して空腹感が回復すれば、食べたものの分解や代謝も促進され、体の機能は回復します。

脳に入れる情報にも、このような考え方が必要です。例えば**休日の午前中など、一定期間情報に触れない時間をつくってみましょう。**最初のうちは、ケータイやスマートホンを午前中の間だけでも見ないというのは、結構しんどいです。特に用事がなくても、いかに情報に触れる行動をしていたかが改めて分かると思います。

余談ですが、精神科には、保護室というものがあります。トイレだけがある真っ白い部屋です。賛否はあると思いますが、これは、脳の障害により、何でもかんでも情報が脳内に入ってきて混乱する患者さんを、情報を遮断して守るための部屋です。極端な例ではありますが、情報にさらされすぎるのは、先ほどのドーパミンの作用も促進されるのでとにかく疲弊します。1週間に半日程度でも良いので、情報に触れない時間をつくってみてください。

この情報断食を実施すると、何が起こるかというと、眠くなります。今まで過剰に興奮されて気づかなかった眠気に気づくようになるのです。そういえば、何もしないと眠くなるから絶えず何かしているのかも、という方もいらっしゃるのではないでしょうか。

情報断食を始めると、いったん眠くてしょうがない状態になります。ここで、こまめに目を閉じて、睡眠ー覚醒リズムを回復させます。すると、徐々に眠気は感じなくなっていきます。これで、本来の脳の状態に戻ったということです。このような脳がつくられれば、**大切なことにバッチリ集中でき、生産性が向上する**はずです。

自分本来の脳を取り戻してみませんか。

第７章のポイント

◎生体リズムが整うには、最低でも週３日の実行を２週間継続することが必要。

◎当然できるけどちょっと難しそうな課題が最も脳を成長させる。

◎習慣を変えるには、すんなりできる「やること」と「やめること」を１つずつ決める。

◎体が動いたときに、脳は初めて「わかった！」ことになる。

◎集中力を高めるためには、あえてボーっとする「まとめモード」を使い分ける。

◎情報に触れている時間が長いほどやめられなくなるので、週に半日でも情報に触れない時間をつくる。

第8章

よくある問合せ27にバッチリ回答！

菅原洋平の「スリープスクール」

脳と睡眠の仕組みを活かした、おすすめの1日

朝
目覚めたら着替える
窓際で新聞を読む
温かいものを飲む
朝食を多めにとる
昼
カフェインをとる
目を閉じる
夕
姿勢を良くする
姿勢よく歩く
運動する
夜
軽い体操をする
電気を消して入浴する
冷温水をかける
足首を温める
勉強をする
起きる時間を唱える
頭を冷やす
冷水
温水

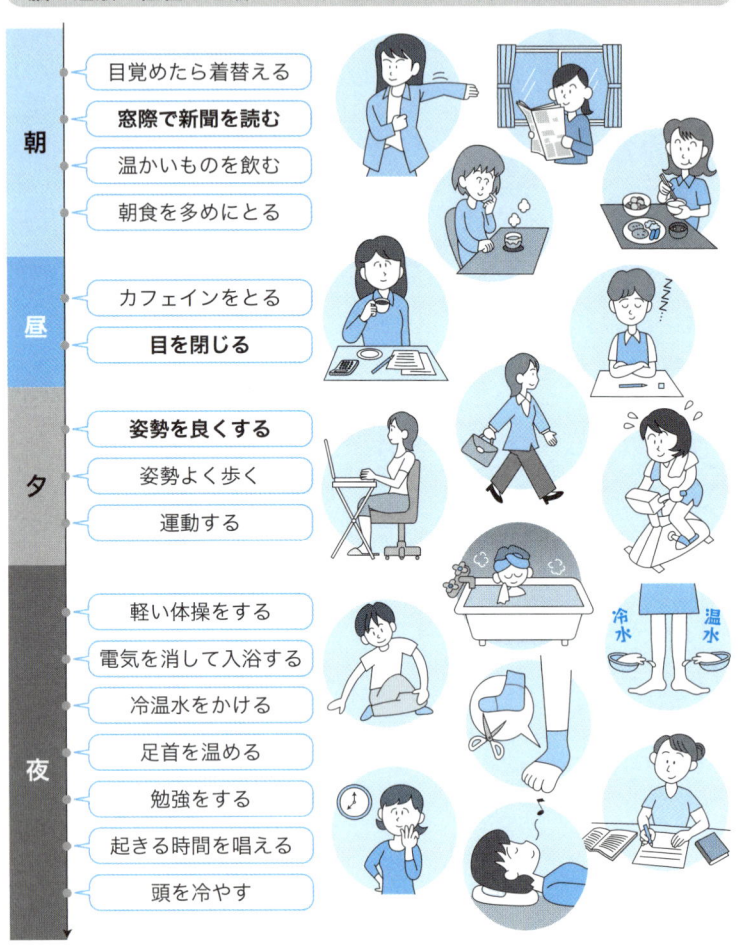

「窓際で新聞を読む」（光を浴びる）、目を閉じる（仮眠をとる）、「姿勢をよくする」（体温を上げる）が特に重要です。やりやすいものから取り入れてみましょう。

Q1 一番やってはいけないことは？

A 最もやってはいけないことは、夕方の仮眠です。

第4章の夕方したいことでご紹介したように、朝起きて夜眠る生活をしている場合は、起床から11時間後にあたる夕方が最も深部体温が高く、ヒトが元気なはずの時間です。この時間帯には、とにかく眠らないように注意しましょう。

そうは言っても、夕方はちょうど疲れが出てくる時間帯ですよね。うっかり座ったり、体を横たえると、気づかないうちに眠ってしまうこともあるのではないでしょうか。

夕方に眠らないようにするコツは、休日の昼間に目を閉じることです。リズムが整っていないときは、昼の決まった時間ではなく、午前中や夕方に眠くなってしまいます。眠気を感じていない休日に、平日の起床時間から6時間後に目を閉じてみることを試してみると、1カ月後には、起床から8時間後あたりに眠気がそろい、夕方にはそれほど眠気を感じないようになってくるはずです。

また、夕方の疲れは、へとへとというよりは気が緩んだような感じで、実は体はそれほど疲労していないことが多いです。疲れてはいるけれど、ここで意識的に体を動かし始めれば、明日はこのサイクルから脱却できる。そんな風に考えて、できるだけ立って動いたり、横になったときもお尻上げ運動（114頁参照）をしてみると、眠気は過ぎていきます。

Q2 不眠症ではないと思うけど、寝不足かも。判断基準は？

A 起床から4時間後に眠気があれば不足しています。

臨床的な睡眠不足の判断基準は「起床から4時間後に、あくび、だるさ、ボーっとするなどの何らかの眠気に関する徴候が見られている」ことです。6時起床の方は、10時の会議のときにチェックしてみましょう。

起床から4時間後は、ヒトの脳波活動が最も盛んで、言わば1日のうちで最も頭が良い時間帯です。この時間に眠気が混入してくるということは、睡眠の絶対量が足りていないと判断します。

睡眠が足りていないことが分かったら、起床時間を変えずに、５分でも15分でも早寝する「ちょっとだけ早寝」をしてみましょう。

図８：早寝をしたら寝起きの時間が短縮した人のグラフ

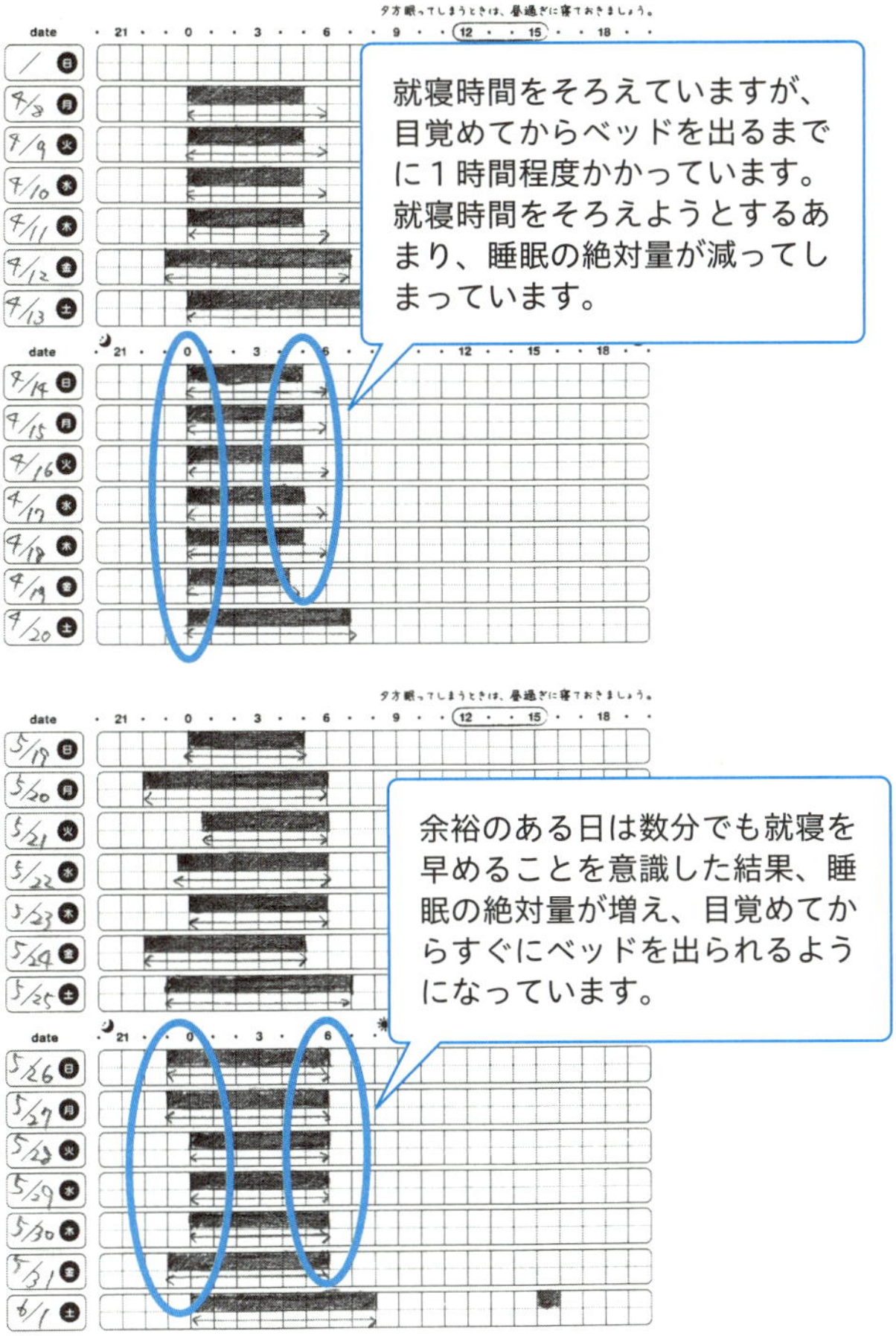
就寝時間をそろえていますが、目覚めてからベッドを出るまでに１時間程度かかっています。就寝時間をそろえようとするあまり、睡眠の絶対量が減ってしまっています。
余裕のある日は数分でも就寝を早めることを意識した結果、睡眠の絶対量が増え、目覚めてからすぐにベッドを出られるようになっています。

上：ちょっとだけ早寝開始前
下：ちょっとだけ早寝開始から２カ月後

Q3

ストレス・食事・運動は、睡眠にどのくらい影響を及ぼしているの？

A

睡眠をベースにして、食事と運動を組み込みましょう。

ストレスで眠れない、という相談を受けることが多いですが、しっかり眠っていないとどうでも良いことまでストレスに感じるということが事実です。睡眠が不足すると、脳の扁桃体《へんとうたい》という部位が活発になります。この部位は、動物でいうと、敵を発見して戦うか逃げるかを判断する役割をもっています。この部位が活発になれば、自分に害がありそうなことに過敏になるので、相手の何気ない仕草や言葉尻にカチンときて、自らストレス反応をつくり上げてしまいます。

まずは、睡眠のリズムを整えることをベースにして、そこに食事と運動の量とタイミングを組み合わせてみると、全てが無駄なくかみ合っていきます。食事は、絶食後期間をしっかりつくることが大切でしたね。そこで、余裕のある日には夕食を早めにして、夜間をしっかり絶食にし、朝食を多めにとってみましょう。運動は、夕方が最も効率が良いので、休日などできる日には運動する時間を夕方に当ててみましょう。

Q4

睡眠を改善したいけど、なにから始めるのがいいの？

A

眠りのタイプによって選んでみましょう。

みなさんの眠りのタイプは、大きく6つに分かれます。タイプ別に実行することを見てみましょう。

・夜の寝つきが悪い方は、夕方の深部体温を上げることがおすすめです。
・夜中に途中で目覚めてしまう方は、夜の照明を電球色に変えたり、浴室の照明を消すことで夜のメラトニンを増やしてみましょう。
・朝早く起きすぎる方は、休日の昼に目を閉じてみましょう。夜の早い時間に眠くなってしまうことを防ぐことを目指します。
・眠ってはいるのに、疲れがとれない方は、就寝1時間前に簡単なエクササイズをして、深部体温の勾配を強調してみましょう。成長ホルモンを増やすことを目指します。
・いつも眠気が強い方は、起床時間をそろえてみましょう。朝のだるさが減ってきたら、眠気を限界まで我慢せずに、「〇分後に起きる」と唱えて積極的に目を閉じてみましょう。

・朝起きられない方は、入浴後に膝下に冷温水をかけてみましょう。朝の血圧が上昇する反応を高めることを目指します。

Q5

時計が鳴ってもなかなか起きられない。ボーっとします…

A

生理的な起床準備をしてから眠りましょう。

まずは、膝下に冷温水をかけて、加えて自己覚醒法を試してみましょう。このときに、目覚まし時計は、通常通り使ってください。

起きられるようになってきたら、目覚めてから、まず温かい飲み物を飲んで内臓の温度、深部体温を高めましょう。夏の暑い日であっても、起きた直後に冷たい飲み物を飲んでしまうと、翌日もなかなか起きられないリズムになってしまいます。朝の深部体温が上がるリズムを強調できれば、夕方に体温が上がりやすく、夜の寝つきを良くすることが狙えます。冬の寒い朝には、起床時間の1時間前に暖房がつくように、タイマーでセットしてみましょう。室温が上がってくれば、自然に目覚めやすくなります。

さらに、起きたらすぐにパジャマを着替えてみましょう。ボーっとしてしまうからといって、パジャマのままで過ごしてしまうと、朝の起きられない反応を助長してしまいます。放熱しやすいパジャマから洋服に着替え、深部体温の上昇を助けましょう。

Q6

朝起きなきゃと思うのに二度寝してしまう。二度寝してスッキリするときと、だるくなるときがあるのは、なぜ？

A

15分以内の二度寝はスッキリします。

二度寝をして、スッキリするのは、5～10分程度の短時間で目覚めたときではないでしょうか。一方で、だるくなってしまったときは、30分～1時間程度の長い時間眠ってでしまっていると思います。二度寝でスッキリするためには、15分以内で収めることがポイントです。

二度寝は、目覚めてから再び眠る行為ですが、目覚めたときは、時計を見て「まだ早い。あと30分は眠れる」と頭の中でつぶやいていませんか。ここで、時間を逆算せずに、自己覚醒法を使いましょう。

目覚めたら、ボーっとしながらも、「6時に起きる」「5分後に起きる」と頭の中で唱えてから眠るように心がけてみてください。自己覚醒法は練習次第で上達するので、最初は結局だるくなってしまうことがあっても、継続して実施してみましょう。

Q7 早く起きるためにできることはあるの?

A 前の日の朝に光を見ましょう。

明日、どうしても早起きをしなければいけないというときに、早寝をしてもなかなか寝つけません。それは、眠る時間は、その日の起きた時間によって決まっているからです。朝の光を見て、メラトニンリズムがスタートすると、16時間後には、自然な眠気がきます。

では、明日早起きをするためにはどうするか、というと、早起きをしたい日の前の日に、少し早く起きて、すぐに窓から１m以内に入ってみましょう。メラトニンリズムのスタートが早まれば、眠くなる時間が早まるので、早めに眠れるようになります。ヒトのリズムは、24時間より長い24・５～25時間程度なので、１時間早起きのリズムにするには、１日かかります。理屈では、いつもより、３時間早く起きようと思ったら、３日前から準備をするとすんなり起きられるということになりますね。なかなかそこまで計画的に生活することはできませんが、起きてからすぐに光を見ることが習慣になっていると、起床時間のコントロールがやりやすくなることは事実です。

また、食事をプラスして活用するときは、早起きをしたい日の前々日の夕食の時間は早くして量を少なくし、前日の朝食を多く食べて、絶食後の食事によるリズム調整をすると効果があります。

ここでは、早寝をしようとしてもなかなか寝つけないとお話いたしましたが、眠くなっているのに無理に起きている場合は、眠ればすぐに眠れるので、５分でも早寝する「ちょっとだけ早寝」を実践してくださいね。

Q8

香りで、寝つきや寝起きをよくするのは、いいの？

A

香りは最初の一瞬香ればそれでOKです。

香りは寝つきや寝起きをよくする作用がありますが、注意すべきことがあります。アロマオイルなどを使ってお休みになる方で、なかなか眠れない場合には、ずっと香りが感じられるように、アロマオイルを多めに使用されたり、アロマディフューザーをつけっぱなしにしていることがあります。

香りは、他の感覚と違い、脳内の視床《ししょう》という感覚の中継ポイントを通らずに直接大脳に到達します。そのため、香りは大脳活動に強く影響を与えるわけですが、香りを感知する嗅神経は、順化が非常に速いことも特徴です。つまり、すぐに刺激に慣れてしまいます。アロマの効果が最も高いのは、最初のふわっと香った瞬間です。寝室に入って、ふわっといい香りがすれば、それで睡眠を促す作用があります。しかし、私たちは、ふわっと香った後は、すぐに慣れてあまり香りを感じなくなるので、物足りなさから、オイルを足すことがあります。これが強すぎる刺激の元になり、大脳が眠る活動の妨げになってしまうこともあります。

香りを使用されるときは、最初にふわっと香れば十分なので、アイピローに垂らしてずっと香らせるようなことはせず、枕元に置いたティッシュに1滴垂らす程度に留めて、上手に利用していただければと思います。

Q9 朝の運動はやめたほうがいいの?

A 朝の運動は、深部体温を高めるのに効果的です。

本書では、体温が最高になる夕方の運動をおすすめしてきましたが、朝の時間にランニングや散歩に出るなど運動をされている方もいらっしゃると思います。

朝の運動は、深部体温が上がろうとしているリズムを助けることになるので、とても有効です。しかし、1つ気をつけていただきたいことがあります。それは、運動前に体を温めておくことです。

朝の運動中に、心筋梗塞など循環器の疾患が発症することが多いのも事実です。体温が上がっていく最中ですし、内臓の活動はまだ十分高まっているわけではありません。

そこで、必ず温かい飲み物を飲んでから運動するようにしてみましょう。ゆっくりとしたウォーミングアップをして徐々に体を温めていくことももちろんですが、あらかじめ、内臓の温度を直接上げられれば、リスクを減らすことができます。朝の運動習慣に、温かい飲み物を1つ足して、より運動の効果を高めてみましょう。

Q10

「睡眠の大原則」4時間後・6時間後・11時間後を逃さないために、おすすめの方法は？

A

毎朝15秒、記録をつけることです。

睡眠の法則を実践し始めても、生活の中でどんな変化がみられたのかが分かりにくいことがあります。私たちは、体調が悪くなると変化に気づきますが、体調が良くなったということには気づきにくいです。例えば、普段から定期的に補充していた頭痛薬を注文しようとしたらまだ残っていた、ということから、ようやく体調が良くなったことに気づく方も多いです。

また私たちは、おとといの睡眠を思い出すことができません。昨日の睡眠を思い出すこともできないときもあります。睡眠の記憶は常にあいまいなので、ご自分の睡眠について話すときに、「この1週間全く眠っていない」などとオーバーに認識してしまいます。このオーバーに認識することが、しっかり眠らなくては、という焦りを生み出し、ますます眠れなくなってしまうこともあります。

そこで、睡眠の法則を実行しやすくなり、また変化を客観的にとらえられるように、睡眠の記録をとることをおすすめしています。

次ページの「neru note（ネルノート）」は、一般の方が睡眠の記録をしやすいようにつくられたノートです。記録の仕方は、まず眠った時間を塗りつぶし、ベッドに入っていた時間に矢印を引き、眠気があった時間に斜線を引きます。

睡眠の記録をつけるときに注意することが3つあります。

①手書きをする：電子媒体で睡眠の記録をとりたい方が多いと思いますが、出てきたご自

neru note

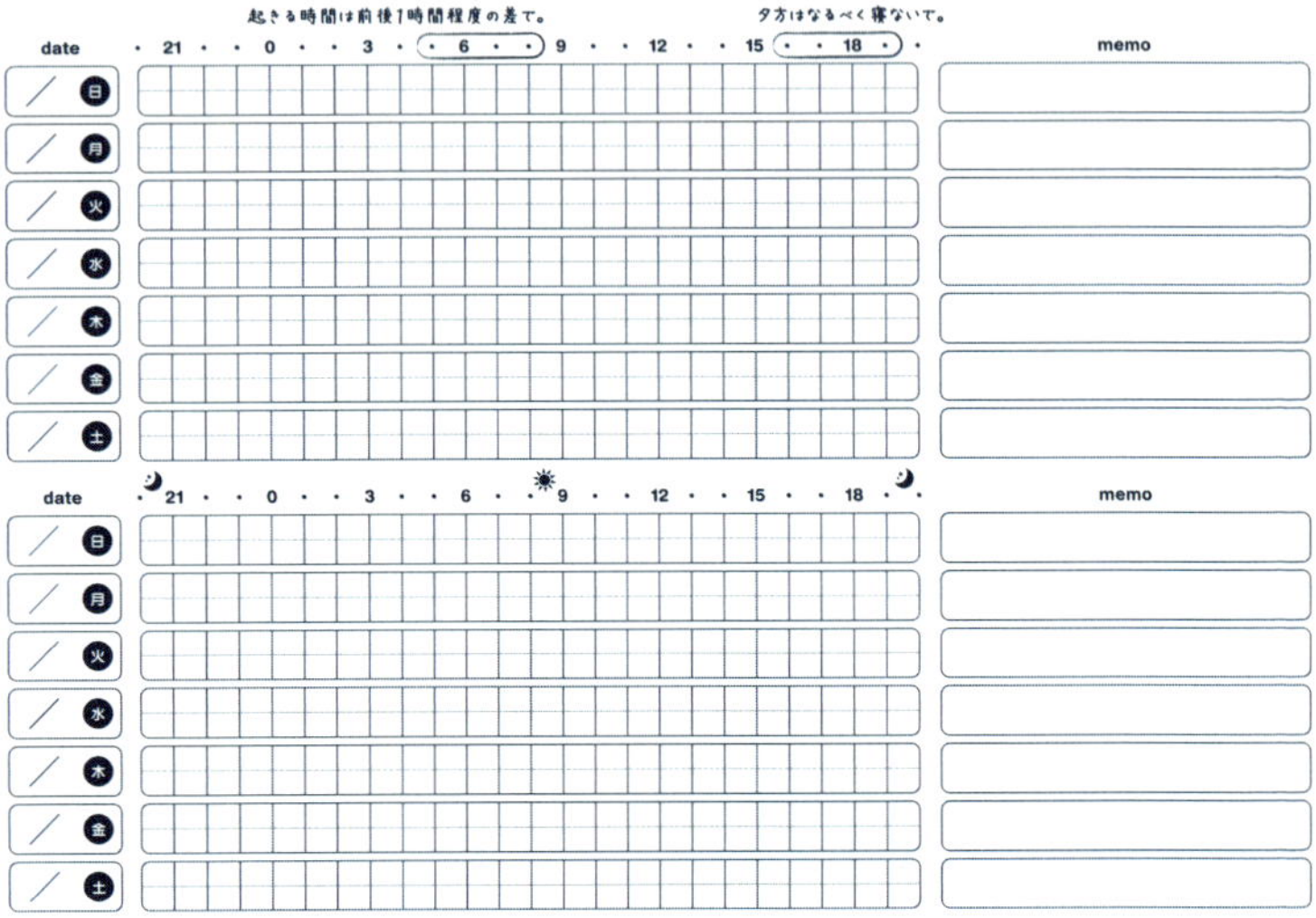

このリフィルは、http://nerunote.com/trialsheet/ からダウンロードできます。
まずは2週間、睡眠の記録をつけてみましょう。

分の睡眠記録を見ても、いまいちピンとこないことがあると思います。手書きは億劫ですが、塗りつぶしているときの手の感覚と視覚的に塗りつぶした欄が見えることで、「結構眠っているんだな」と安心できたり、「どうも調子が悪いと思ったら今週は起きるのに時間がかかっているな」などと脳が睡眠を認識しやすい作用があります。

②朝に記録する：夜になると睡眠を忘れてしまいますので、一番正確な朝に記録します。朝食をとったら記録するとか、職場について最初に記録するなど、現在の朝の習慣とセットにすると記録しやすいと思います。また、書き忘れてしまったらその日は飛ばし、さかのぼって記録することは必要ありません。

③適当に記録する：記録をとる一番の目的は、ご自分の睡眠感を鍛えることです。そこで、正確に時間を測って記録することは必要なく、大体の感覚で記録しましょう。途中で起きた時間や寝付いた時間など、時計で測る必要はありません。大雑把に記録することが重要です。

以上3つのことを心がけて睡眠の記録をとると、ご自分の睡眠に対する認識が高まります。また、何カ月もずっとつけるのではなく、定期的に2週間ずつ記録する方法もおすすめします。例えば1年前の睡眠と比較できると、現在のコンディションが評価でき、安心材料にもなります。
日本では、1年に2回、3月11日（ワールドスリープディ）と9月3日（グッスリーの語呂合わせ）に睡眠の日が制定され、前後1週間が睡眠衛生週間になっています。人事異動など、生活リズムが変わる4月と10月に備えて、このタイミングで睡眠のコントロールをするのも、コンディション管理の方法として良いと思います。

Q11

目を閉じるだけでアルファ波が出て眠気が減るとのことですが、考え事をしていても同じように眠気は減るの？

A

目を閉じていても、集中して考え事をしているとアルファ波は減ってしまいます。

アルファ波はリラックスの脳波として知られていますが、実は、特にリラックスをする行為をしなくても、目を閉じればアルファ波は出ます。しかし、目を閉じていても、強い緊張状態や暗算など頭を使っているときは、アルファ波が減るアルファ減衰が起こります。

本書では、昼間に短時間で睡眠をとる方法として、目を閉じることをご紹介していますが、目を閉じて考え事に集中したり、数を数えていると、目を閉じたことで脳が休まる効果は低くなります。

同じように考え事であっても、目を閉じても勝手に考え事が浮かんできて、それが様々に移り変わったり、非現実的な内容が混ざってくることがあります。これは、「入眠時心像《にゅうみんじしんぞう》」と呼ばれる現象（Q16の解説を参照してください）で、脳波はアルファ波よりゆっくりとしたシータ波に変わっています。この状態では、音に対してボタンを押すというような課題遂行は継続可能ですが、睡眠は始まっています。

昼に目を閉じるときは、この入眠時心像のようなもわもわっとした考えが浮かんできて、いったん起きたような感じで意識が戻ることがあります。このときは、体の力が抜けて、これから眠りに入っていくような気持ちいい段階です。この段階で思い切って目を開ければ、その後の頭がスッキリし、長く眠り過ぎてしまうのを防ぐことができます。

Q12
ながら作業がよくないということですが、音楽を聞きながら仕事をするのはダメなの？

A
音楽もうまく使えば、作業がはかどります。

本書では、ながら作業をして脳に2つ以上の課題を強いることをなるべく避けましょう、とご紹介いたしましたが、音楽をかけながら仕事をした方がはかどるという方もいらっしゃると思います。良質な睡眠をつくるためには、基本的には、脳に情報を入れすぎないことが大切ですが、複数の情報によって脳内の活動が豊かになる場合もあります。

「多重感覚入力」と呼ばれ、1つの作業が別の感覚によって、補助されるものです。音楽を聴きながら作業がはかどる1つの要因は、テンポによるものです。パソコンのキータッチや皿洗いなど、リズミカルに作業をこなす場合に、その作業のテンポを外部から補うことによって、よりテンポ良く作業をこなすことができるという作用です。

また、あるジャンルの音楽をかけていると、そのようなキャラクターになりきり、作業がはかどるということもあります。パンクロックをかけながらどんどん物を捨てる作業をしたり、ラウンジミュージックをかけながら旅行プランのチラシを作成するなど、音楽によって、自分の行動から喚起される感情が豊かになり、それがまた行動の精度を高めていくという作用です。

どちらの場合でも、２つ以上の情報が脳内でうまく組み合わされ、より高いパフォーマンスを発揮するために非常に役立っています。

ながら作業を問題視するのは、こういった場合ではなく、不必要な場面でマルチタスクをつくってしまっていることです。音楽やテレビをかけていないと眠くなってしまう、とか、なんとなく音がないと物足りないから、という理由で、ながら作業をされている場合は、生活の中でできる部分だけでも、不必要な情報をカットしてみましょう。

脳のハイパフォーマンスには、脳に入る情報を足したり引いたりしながら、適切な作業環境をつくることが大切です。

Q13

お酒やコーヒーはどういう飲み方がいいの？

A

コーヒーは仮眠とセットに、お酒は眠るために飲まないことです。

眠気覚ましにコーヒーを飲まれるときは、目を閉じることとセットにしてみましょう。コーヒーを飲んで、「○分後に起きる」と唱えて1～15分、目を閉じ、目覚めたら1分間光をみる。この方法が、最も眠気覚ましに有効だということが知られています。

また、お酒についてですが、実は、日本は眠るためにお酒を飲む人が30・3％もいて、調査対象になった先進10か国の中で最も寝酒率が高いことが知られています。

お酒を飲まれること自体は良いと思いますが、眠るために飲むという習慣にならないように注意してください。飲まなくても眠れるときにまで習慣で飲んでしまうということを防ぎ、お酒を楽しむ日と、自然な眠気で眠る日を使い分けていただければと思います。

お酒が睡眠に与える影響を見てみましょう。例えば、普段5時間睡眠の方が飲酒を始めると、7～8時間睡眠になります。この催眠効果は徐々に効かなくなり、睡眠時間が元通

図９：寝酒の習慣と睡眠時間の関係

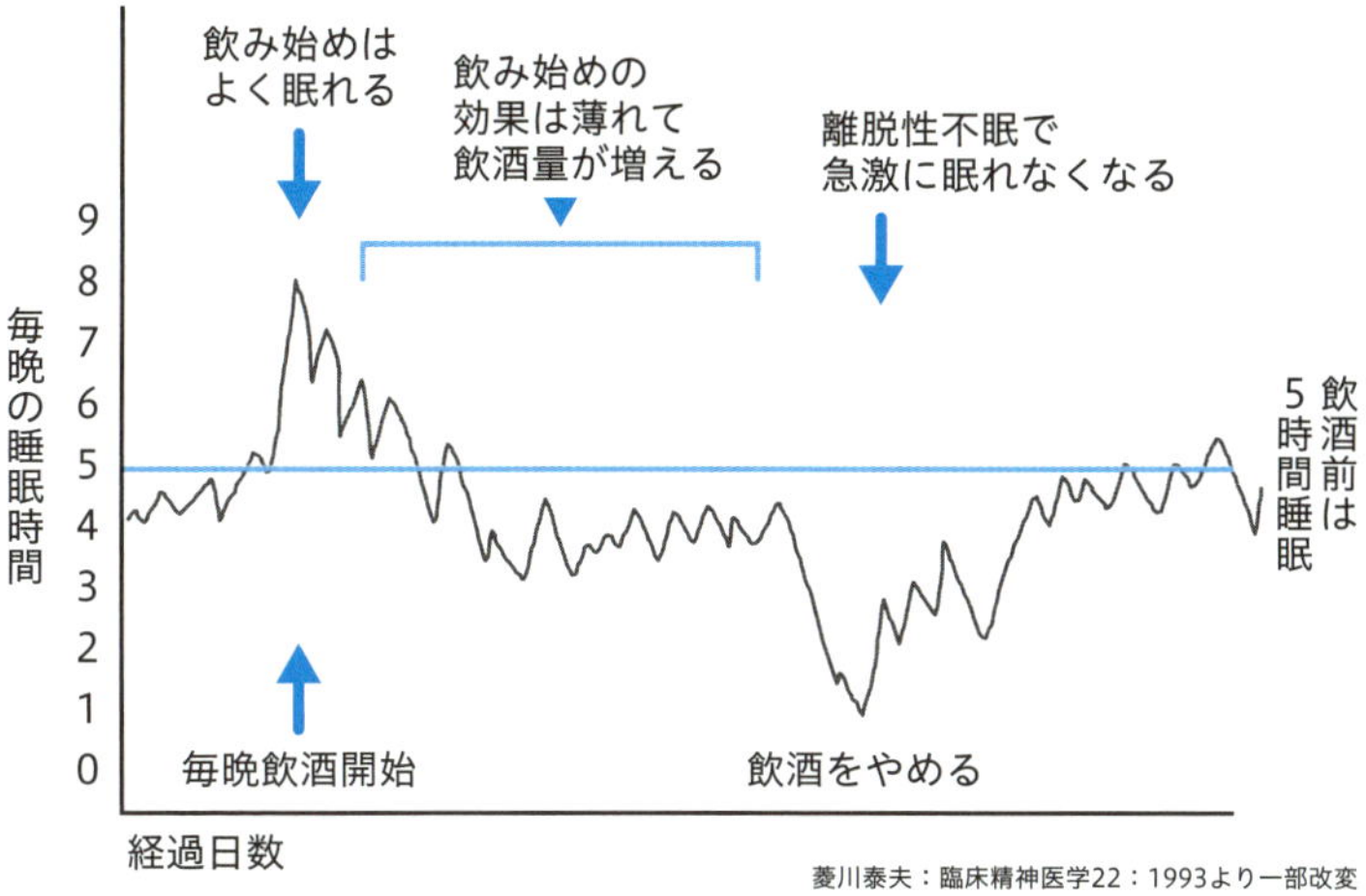

菱川泰夫：臨床精神医学22：1993より一部改変

りになって5時間より眠れなくなることもあります。ここで飲酒をやめると、「離脱性不眠」になり、一時的に眠れなくなります。このまま断酒していると、元の睡眠時間に戻っていきます。

つまり、お酒では睡眠を根本的に変えることはできないということです。離脱性不眠を防ぎながら寝酒の習慣から脱却するには、まず、寝酒と睡眠の法則を併用しましょう。その上で、眠れるようになったら、お酒を飲まない日を週に1日つくってみましょう。それでも眠りに変わりがなければ、お酒を1日おきにしてみて、問題なく眠れていたらさらに間隔をあけて離脱していきましょう。

Q14

夜にした方がいいこと・やめた方がいいことは？

A

ベッドに眠る以外の行動を持ち込まないことです。

ヒトは大脳が非常に大きい生物なので、脳幹という部位にある、睡眠をスタートさせるスリープアクティブニューロンが活発に働いても、大脳の活動が鎮まらないと眠りに入れない構造になっています。そのような構造的な理由から、眠る30分前には、パソコンやスマホの使用は控えましょう、と言われています。

しかし、忙しい生活の中で、眠る直前までパソコンで作業をしなければならない方も多いのではないかと思います。そこで、大脳の活動を鎮静させるために、大脳の温度を直接下げることが有効になってくるのです。深夜まで作業が続いてしまったり、短時間睡眠をとってからいつも通り目覚めて作業をしなければならないときは、ぜひ、耳から上の脳を冷やすということをセットにしていただき、速やかに大脳の活動を鎮静させ、スリープアクティブニューロンの活動を促してあげてください。

夜作業をせざるを得ない場面でも、気をつけられることはあります。それは、ベッドの上で作業をしないということです。今日中にメールを書かなければならないときには、ベッドのそばに椅子を置き、そこでメールを書いた後、椅子にスマホやケータイを置いてベッドに入るというように、ベッドの中に眠り以外の行動を持ち込まないようにすることを心がけてみましょう。

Q15 ソファで眠くなってもベッドに入ると目が冴えてしまいます…

A ベッド以外で眠らないことが大切です。

私たちの脳は、場所と行為をセットで記憶するという特徴を持っています。その場所で行ったことの記憶は、再びその場所に行ったときに思い出されるというものです。この仕組みが、睡眠には深く関係しています。

ベッドで考え事をすると、次にベッドに行くと考え事をする脳の反応がつくられてしまうのです。同様に、ソファで眠ってしまうと、ベッド＝眠る場所という記憶が分散されて、ベッドに入ってもなかなか眠れなくなってしまうことがあります。以前、不眠症の方に、椅子やソファでいつでも眠れるような環境で過ごしている方がいらっしゃいましたが、このように、ベッドで眠れず睡眠不足だからといって、どこでも睡眠を補おうとしてしまうと、ベッドに行っても眠る反応が起こりにくくなってしまうのです。

まずは、睡眠の法則を使いながら自然な眠気を促し、眠くなってもソファで横にならず、必ずベッドに行って眠るように、場所と行為の適切な記憶を、脳内につくっていきましょう。

Q16
寝る前に、本やテレビ・パソコンを見るのは良くないというけど、音楽を聞きながら眠るのもダメですか？

A
音楽を聞いて眠ると脳の睡眠中の作業を妨げてしまいます。

脳が睡眠に入るときは、外部の感覚を遮断する方が効率が良いので、脳が自らの注意をひきつけるために画像や音、体の感覚を生み出すことがあります。これは、「入眠時心像」と呼ばれます。目を閉じてからしばらくすると、幾何学模様が見えてきたり、日常的な場面が浮かぶような視覚的なもの、人の話声が聞こえたり、ドアをノックするような音が聞こえる聴覚的なもの、体が浮かんだり沈んだりする体の感覚的なものなどの種類があります。

この入眠時心像に集中すると、すんなり睡眠に入ることができます。まさに、脳が眠りの作業に入るためにつくり上げている感覚です。

脳がこのような機能を使ってまで外部の刺激を遮断したいということは、外部からの刺激はいかなるものであっても、脳が睡眠に入ることを妨げてしまいます。枕元にスマホを置き、リラックスする音楽をかけている方や、ラジオを置いている方は、脳のような努力を妨げてしまっていることになります。

音楽を聴いて眠ることが習慣化されている場合は、音楽をかけることをいきなりやめずに、継続しながら睡眠の法則を試してみてください。ヒトは、深部体温がしっかり下がると眠くなります。眠りたい時間にしっかり眠気が出てくるようになったら、音楽をかけずに眠ってみましょう。それでも眠ることができたら、音楽をかけずに眠る日を1日ずつ増やしていき、音楽をかけなくても眠れるという記憶を脳内につくり、その上で完全に音楽をやめれば、スムーズに離脱することができます。

Q17
疲れがたまっていたり肩こり等がひどくて眠れないときがあります…

A
うつぶせ寝を試してみましょう。

疲れすぎていると眠れないということがありますね。仕事を頑張った挙句、精神的に疲労し、肩や首にずっと力が入っていたことで、痛みを感じるような状態です。

本書の冒頭で、疲れたら眠るという基本的な機構があることをご紹介しましたが、日常的には、疲れすぎて眠れないということを経験します。これは、著しく疲労すると、脳が生命の危機だと判断し、えさを捕るなどして栄養を補給させようと、脳を覚醒する物質「オレキシン」を働かせることが関係しています。オレキシンの分泌を抑制するには、やはり大脳の温度を低下させてしまうことが手軽なので、耳から上の頭を冷やすことを試してみてください。

また、肩や首が凝ってしまう方には、寝返り筋を鍛える方法をご紹介いたしましたが、それとは別に、うつ伏せ寝をおすすめしています。ヒトは、本来四足動物です。内臓はほとんど腹側についています。肋骨は12番まであり、そのうち10番までが呼吸に関係する胸隔《きょうかく》をつくっています。肋骨は、1～3番は体の前と上に向かって動きます。これがいわゆる胸式呼吸です。一方、4～10番は横と後ろに向かって動きます。これが腹式呼吸です。

皆さんは、胸式呼吸より腹式呼吸の方が深いということをご存知だと思います。仰向けで眠るということは、腹式呼吸で使われる肋骨の運動をブロックした状態です。一方で、うつ伏せで眠るということは、胸式呼吸をブロックして、腹式呼吸の運動を解放した状態です。このような運動学的な観点からも、腹式呼吸の方が自然な姿勢であることがお分かりいただけると思います。

うつ伏せをされるときは、お顔を左右どちらかに向けていただき、向いた側の手を曲げ、反対側の手を下げてみましょう。曲げた側の胸の下に隙間ができるので、ここにクッションを入れるか、枕を手を下げた側からたすき掛けのように斜めに使うと姿勢が安定します。

苦しい方は、クッションの高さを調整してみてください。最初は、呼吸筋が運動パターンを変えられたことで順応せず、苦しく感じることがありますが、14日程度経過すると、筋肉が新しい運動パターンを学習していき、うつ伏せで眠ることにあまり抵抗がなくなっていきます。

睡眠中に寝返りをうつことは大事なことなので、うつ伏せで眠ったのに、起きたときは仰向けになっていたということがあっても、特に気にする必要はありません。

Q18 睡眠薬とはどう付き合っていったらいいの？

A 1カ月安定して眠れたら、離脱を始めましょう。

睡眠薬に対して、「これさら飲めば眠れる」という認識をもっていると、睡眠薬の作用を上手に活用することができなくなってしまいます。

病院でもらう睡眠薬（ベンゾジアゼピン系）は、脳を覚醒させる役割のヒスタミンを抑制するGABAの働きを促進させるものです。つまり、大脳の活動を鎮めようとするのを助ける役割をしています。全然眠くない時間に飲んでも眠ることはできませんし、深い眠りをつくる役割もありません。

睡眠薬は、本来自分の脳内に十分あるはずの物質が、足りない、またはうまく作用しなくなってしまったのを、一時的に外から足して補助するものです。補助する目的は、その助けを借りながら自分の脳内の物質だけで眠る働きをもう一度つくり上げることです。つくり上げることができたら、補助は外して、自分の力だけで眠れるようにしていきます。

睡眠薬を服用中の方で、主治医から「自分で調整しても良い」と言われている方は、薬の服用期間中は、睡眠をつくり直す期間だと位置づけてください。薬を服用しながら、睡眠の法則を実践していただき、まずは1カ月程度安定して眠れる状態をつくります。

1カ月安定して睡眠がとれるようになったら、離脱を始めていきます。睡眠薬は、急にやめると、一時的に極端な不眠になるので、絶対に急にはやめないようにしてください。また、主治医との診察のときに「眠れるようになったら自分で調整してもいいのか」と確認をしてください。

離脱を始めるときは、neru note（ネルノート）などで睡眠の記録をとりながら行うと、安心して進めていくことができます。まずは錠剤を半分の半分に割り、1錠飲まれている方は、3／4錠に減らし、2週間継続します。2週間経って、睡眠が変わらなければ、減らした1／4錠はいらなかったということになります。次の2週間は半錠にします。また

2週間後に睡眠が変わらなければ、さらに1／4錠にします。ここまでくると、「こんなちょっとしか飲んでいないのなら、自分はかなり眠る力がついたな」と自信もついていると思います。さらに2週間経ってから、睡眠薬をゼロにします。

2週間継続中に、明らかに寝つきが悪くなる様子が見られたら、減らした分の薬をもとに戻して、1カ月睡眠を安定させましょう。少しずつの地道な前進ですが、確実に眠る力が回復していっていることを自覚しながら、焦らず実施してみましょう。

Q19

成長ホルモンは入眠3時間に出るなら、午前2時に寝て7時起きの私も成長ホルモンは出ていて、美肌になれるの？

A

就寝が遅くなるときは、深部体温をしっかり下げることがより大切です。

第1章でご紹介した成長ホルモンの分泌グラフに見られるように、成長ホルモンは時間で分泌が決まるわけではありません。成長ホルモンは、睡眠の深さで決まり、深い睡眠をつくるには、眠り始めの体温低下を急勾配にする必要があります。
そこで、就寝が遅くなってしまったときは、入浴や体操で就寝１時間前の体温を上げる、頭を冷やす、足首を温めるなどの方法を使って、体温の勾配を強調してみましょう。最低体温は、普段の起床時間から22時間後です。この場合、朝５時が最低体温になります。最低体温の時間に就寝が近づくほど、体温の勾配はつくられにくくなるので、余裕のある日には、10分でも15分でも「ちょっとだけ早寝」をするようにし、不必要に就寝が遅くなる習慣をつくらないようにしましょう。

Q20

眠れないときは手を動かしてメモを取るのがよいと前作で書いてあった。日頃から行っておくとよい単純作業はありますか？

A

家事が最適です。

手を動かすと、脳の後ろ側である頭頂葉が活発になります。頭頂葉は、見たり聞いたり触ったりしたときの感覚情報が集まる場所です。この頭頂葉と競合関係にあるのが、脳の前側にある前頭葉です。前頭葉は思考を司るので、就寝前にぐるぐる考え事をしないように、頭頂葉の活動を高める単純作業をすると良いとされています。このことから、考え事が浮かんできたら、関連する単語を書き出すと、頭頂葉が使われて、前頭葉だけがどんどん働いてしまうことを防げるということです。

洗濯物を畳んだり、アイロンをかけたり、皿洗いをしたりという、単純作業は眠る前の前頭葉を抑制することに役立ちます。注意すべきことは、家事をしている最中にテレビをつけないということです。テレビを見るときはテレビを見る。家事をするときは家事をする。というように、行動を切り分ければ、不必要に脳を興奮させて眠れなくなってしまうのを、防ぐことができます。

Q21 寝つき、寝起きが悪い小学生の睡眠のリズムを良くする方法は？

A 朝、明るくする時間を決めましょう。

第2章で触れたように、子どもは大人に比べて光の影響を強く受けます。そこで、まずは本人と話し合い、自分の睡眠を改善させることに一緒に取り組めるかどうかを確認しましょう。一緒に良いリズムをつくっていこう！という共通目標ができた上で、リズムの修正を始めていきます。

まずは、朝、カーテンを開けて照明をつけ、目覚めることができたら窓から1m以内に入ることを実行してみましょう。2週間継続した後で、寝つきがどうしても改善しない場合は、耳から上の頭を冷やす、足首を温めるという方法を取り入れてみましょう。寝起きがなかなか改善されない場合は、入浴後に膝下に冷温水をかけたり、自己覚醒法を実施してみましょう。

Q22

睡眠不足は、子どもの成長には影響がありますか？

A

睡眠の影響は、数年後に大きく現れます。

富山大学の調査で、3歳のときに9時間以下の睡眠だった人は、10年後の中学校1年生（13歳）になったときに肥満率が1・6倍だったというデータがあります。これは、睡眠が不足したことで、成長ホルモンの分泌が少なくなり、糖分や脂肪分の代謝が低くなった代わりに中性脂肪が増える反応が出てしまった結果だと考えることができます。

次ページの円グラフは、ある小学校6年生と中学校1年生の就寝時間の比較です。同じ地域にある小中学校で、小学校の生徒がそのまま中学に行く環境です。6年生のときは、夜9時半までに寝ている人は40％強ですが、中学校1年生になると4％に減ってしまっています。

日本では、中学生ぐらいになれば成人と同じような睡眠で良いだろうと考えられがちですが、成人と同じ睡眠で十分になるのは18歳以降です。欧米では、高校生まで親が睡眠を促す働きかけをすることが一般的であるという指摘もあります。

図10：ある小学６年生と中学１年生の就寝時間の比較

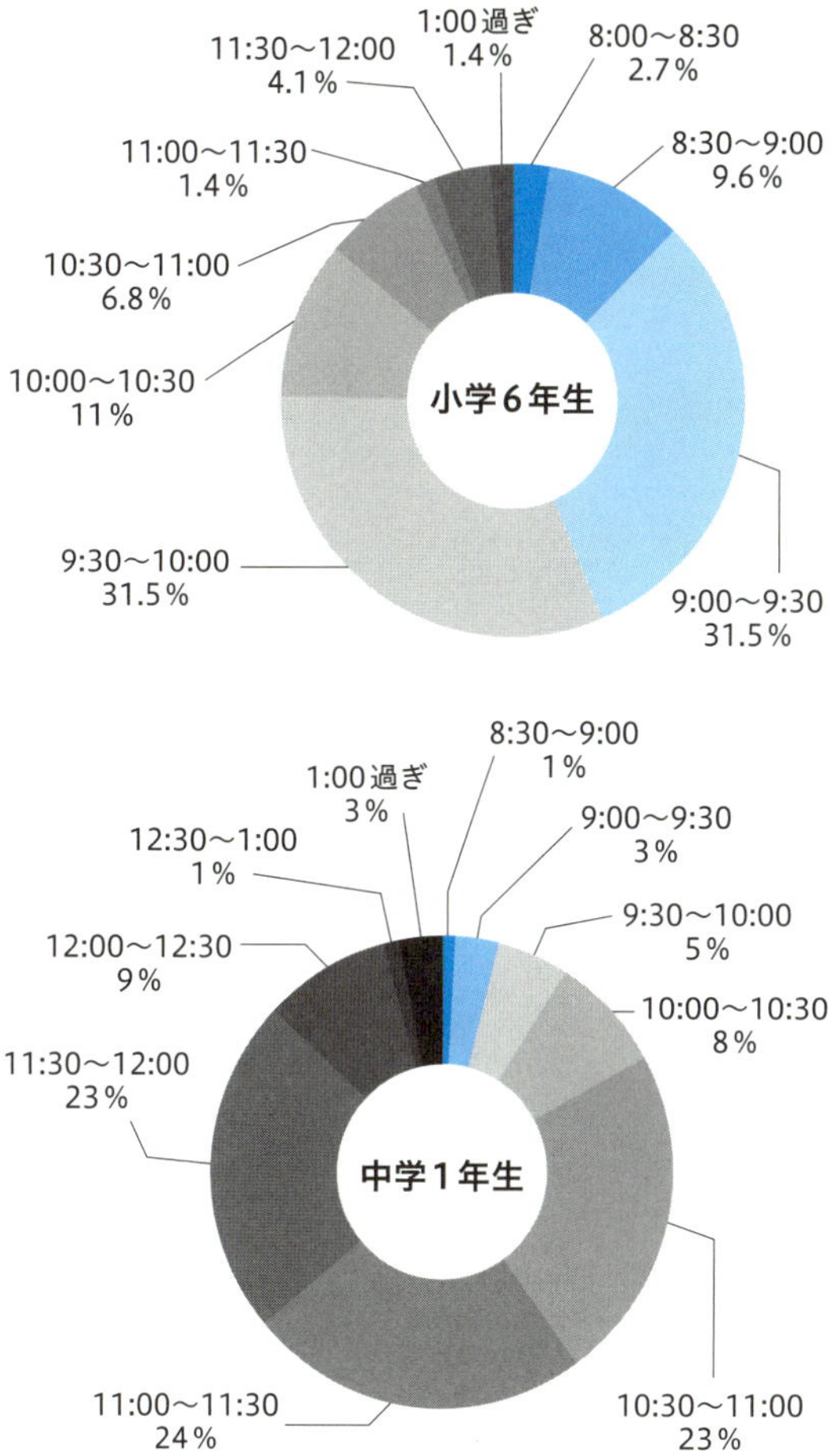

今の子どもたちはとても忙しい生活をしているので、睡眠時間は削らざるを得ない場合も多いです。しかし、その中でも、起床から11時間後には絶対に眠らないようにする、そのために起床6時間後に短時間でも目を閉じておく、余裕のある日は、15分でも早寝をする、など、やれる範囲で睡眠をつくっていくように意識してみましょう。ほんの少しの取り組みでも、将来的には大きな財産になるはずです。

Q23 勉強や資格試験で結果を出すための睡眠活用法はありますか？

A 深部体温を上げた後の1時間を活用しましょう。

眠り始めには、デルタ波という脳波が出て、記憶をリプレーしますが、リプレーする記憶は鮮明なほど記憶が定着します。記憶は新しいほど鮮明です。夜に勉強をした後、メールをチェックしたり、テレビを観てから眠ると、メールやテレビの方が新しい記憶なのでリプレーの対象になりやすくなってしまいます。頑張った自分にご褒美で、娯楽を楽しみたくなってしまいますが、このような刺激は、勉強した内容のリプレー作業には邪魔になってしまいます。そこで、邪魔な刺激を排除するために、勉強後は脳に情報を入れずに眠ることがおすすめです。

また、デルタ波は、睡眠が深くなるほど多く出ます。就寝1時間前に入浴して、1時間集中して勉強し、眠くなってきたところで眠ると、デルタ波が増えてリプレーの作用は高まります。また勉強した後、頭を冷やして脳の温度を下げるのも、寝つきを促すのには効果的です。

さらに、記憶は一定の時間を空けた後に再学習すると、定着しやすいという特徴があります。夜に勉強して、睡眠中リプレーをしたら、朝、ノートをさらっと見直すことを追加すれば、より脳内に定着させることができるということです。忙しい中でも、効率よく勉強をしていきたいですね。

Q24 快眠法はでたらめなの？

A 言葉を補えば、でたらめではありません。

眠れないときはこうすると良い、と伝えられてきたものがいわゆる快眠法です。ホットミルクを飲む、眠っている人の呼吸に合わせる、温かくして眠る……など、様々なものがあります。

では、これらは全てでたらめなのかというと、そうではなく、問題は有効な手段の断片だけが伝えられてしまったことです。私たちの何らかの行為は、生体リズムに沿って行われることが最も自然です。そして、その行為によって生体リズムは整いやすくなりますし、生体リズムによってその行為を行いやすくなるという相互作用があります。

例えば、眠る前にホットミルクを飲むというのは、内臓を温め、深部体温を上げるということに着目していますが、深部体温が上がったら、下がるまでに1時間以上かかるので、すぐにはベッドに入らないことが重要です。この行為によって、眠る前の深部体温を急激に下げる作用は生まれますが、深部体温リズムを整えるには補助にすぎません。そこで、普段から夕方の体温を上げるように意識していれば、夜は自然に体温が下がり眠くなっていきます。

大切なのは、眠る前や眠れないときに眠りに良いことをしようという発想から抜け出し、昼間の普段の生活から生体リズムを整えるという発想に変えることです。問題が起こってから対処するのではなく、問題が起こらないように体の仕組みを活用する。そうすれば、この快眠法は果たして効果があるかないかという、あまり生産的ではない議論をしなくても済むと思います。

Q25 ショートスリーパーやロングスリーパーは本当にいるの？

A ほとんどの方は該当しません。

遺伝子で決められたショートスリーパーやロングスリーパーは、１割ほどいると言われていますが、ほとんどの方は、平均に近い睡眠時間です。睡眠時間は、遺伝子の他に、生活環境によっても変化しますので、お仕事の事情などで、何十年も3時間睡眠を強いられてきた方などは、3時間でも十分という体質になることはあります。

ここで、大切なのは、自分はショートスリーパーだ、ロングスリーパーだと思い込んでいる場合があることです。ご自分がショートスリーパーだと思う方は、起床から4時間後に眠気がないか、休日に平日より長く眠っていないか、をチェックしてください。これらに当てはまっていたら、慢性的に睡眠が不足しているサインなので、5分でも早寝をして睡眠の絶対量をかせいでください。

ロングスリーパーだと思う方は、眠る1時間前にエクササイズをしたり、頭を冷やす、足首を温めるなどをして、眠り始めの体温を急激に下げてみてください。長く眠る原因は、最初の深い眠りがつくられていなかっただけかもしれません。特に、熱を産生する器官である筋肉の量が少ない女性や華奢な体型の方は、体温の勾配をつくることが難しいので、ただ眠っているだけでは、深い眠りがつくられにくいことがあります。十分に体が回復しないために長く眠っていようとしてきたことで、長い眠りが習慣化しているとすると、これはよりアクティブに活動するためには良いサイクルではありません。始めの深い眠りをつくることを、ぜひ試してみてください。

Q26

やる気がわくメカニズムを、もっとわかりやすく知りたい

A

脳がやる気になる条件は2つあります。「脳がしっかり目覚めている」ことと、「脳内の記憶が整理されている」ことです。

「脳がしっかり目覚めている」とは、覚醒が低すぎも、高すぎもない適度な状態です。頭がボーっとした状態やセカセカと落ち着きなく興奮した状態では、どちらもやる気は起こりません。脳の注意、集中をつくる物質であるノルアドレナリンは、脳が起きている状態である覚醒度と強く関係します。ノルアドレナリンが少なすぎるとボーっとしてしまい、多すぎると不安感を生み出し、落ち着きがなくなってしまいます。このノルアドレナリンの量が適切な状態だと、脳がしっかり目覚め、やる気になるのです。

「脳内の記憶が整理されている」とは、しっかりと空き容量ができている状態です。頭の中がごちゃごちゃしていてもやる気は起りません。脳内の無駄な神経にエネルギーを奪われ、容量ばかりを使ってしまっている状態です。不要な情報を減らし、関連のある情報をまとめる必要があります。

この2つの条件を満たすことができるのが、睡眠です。つまり、睡眠の質を向上させることは、適切な覚醒度をつくり、脳内の空き容量をつくることが重要であり、そうすれば、脳は自然にやる気になるはずです。

Q27

仕事のプレッシャーがあるときは悪い夢を見ることが多い。大丈夫でしょうか…？

A

途中で目覚めなければ大丈夫です。

医学的な悪夢の定義は、「汗をびっしょりかいてガバッと起きてしまう」状態です。このような様子が頻繁に続く場合は、専門機関の受診が必要です。日本睡眠学会のホームページ（http://jssr.jp/）から認定医の一覧が調べられるので、かかりつけ医に紹介状を書いてもらうと良いと思います。

それ以外の悪い夢は、誰もが日常的に体験することですが、ここでは、悪い夢が増えやすくなってしまう習慣を2つご紹介します。

1つは、眠る前に日記を書くことです。眠る前は、脳の働きがかなり低下しています。その状態で日記を書くと、大抵、事実を正確に記載するというよりは、感情的な、しかもネガティブな反省が多くなります。Q23でもお伝えしたように、睡眠中には記憶がリプレーされ、また眠る直前の記憶であるほどリプレーの対象になりやすいことが知られています。このことから、夜に日記を書くことは、就寝前に無駄に感情を乱すことになってしまいます。

もう1つは、早寝しすぎることです。夕食あたりから眠くなってしまい、早く眠り過ぎると、深部体温の勾配が低くなる分、レム睡眠の分量が多くなることがあります。例えば、退職後も仕事の夢ばかり見てしまう、という方は、意図的に就寝を遅らせて、最初の体温がしっかり下がるようにしてみると良いと思います。

おわりに

病院に勤務していたときに、先輩が「私はとどまっている人が動き始めるのを見るのが好きだからこの仕事をしていると思う」と話してくれたことがあります。生活に支障をきたす障害を抱えてしまった方が、人の手を借りなければならなくなると、自分から何かをしたい、と希望することをあきらめてしまうことがあります。そんな中でも、リハビリテーションの過程で自分の体が再び動き出すと、やりたいことがふつふつと湧いてきて、自分から行動を起こす姿を見ることができます。

自分に置き換えてみても、性格や体質だから仕方がない、とあきらめていたことが、変えられるかもしれないと感じたときは、思わず体が動き出します。行動を起こしてみると、今まで自分がしていたことの歯車が次々と噛み合ってきて、自分が変わっていくこと自体を面白い！と感じます。

会社で研修をさせていただくと、社員の方々からたくさん感想をいただくのですが、「眠ることが楽しくなりました」という感想が一番うれしいです。

睡眠は、娯楽だと思います。ヒトの生理的な現象の中で、これほど多分野の学問に関わる面白いものはないですし、まだまだ私たちの生活を充実させる資源が埋もれています。また睡眠は、甘く考えているとうまくいきませんし、完璧なものを追い求めれば逃げていくようなところがあり、他の娯楽ととても似ていると思います。本書を通して、睡眠は、楽しめれば上達するものだと認識してもらえたらうれしいです。

私は臨床では「あなたのおかげで良くなりました」と言われたら負けだと思っています。あくまで自分自身の力で自分を変えたのであって、作業療法士はまるでいなかったかのような感覚をつくることができれば、その方は、これからの人生、確実に自分で乗り越えていけると思います。

作業療法士は海外から持ち込まれた資格で、その基本的なコンセプトは、「Art and Science」です。ここでいうＡｒｔとは、私たちの個性を見極めることを指し、そしてその個性を科学して、似た傾向を持つ、より多くの人の問題解決に役立てるのです。問題を解決できる普遍的な方法は、すべての人に知っていただいた上で、そこから本当の意味で個性を活かす道が見えてくるのです。

「睡眠の法則」でご紹介しているのは、古くから研究されている科学的な現象です。すべての人に共通するこの法則を基本にすることで、みなさんの生活の不規則性や多様性は、個性になります。私は、この個性豊かな生活こそが、社会全体のパフォーマンスを向上させ、将来の病気を予防していくのだと考えています。

自分自身の性格や体質だとあきらめていたことが、「睡眠の法則」というひとつの軸をもつことで、あなただけのスタイルに変わっていきます。あなたが、本書を読んでいただいたことで、思わず行動を起こしていたら、その様子を周りで見ているご家族やご友人、同僚の方々は、きっと気持ちを動かされるでしょう。何だか楽しそう！　そんな空気に引き込まれて、たくさんの方々が自分らしい生活を送ることができたら、これほどうれしいことはありません。

第1弾をご購読いただいた多くの方々が、実生活の課題を教えて下さったことで、本書を執筆することができました。自由国民社の井上はるか様、矢次行多様には、たくさんのご意見やご指導をいただきました。多くの方々に知っていただきたいという思いで、一緒にお仕事ができましたこと、本当に感謝いたします。

本書を介して、みなさんとみなさんの大切な方々の人生が前向きに動き出すことを願っています。

・渡辺茂『脳科学と心の進化』（2007年／岩波書店）

・石郷岡純『睡眠薬プラクティカルガイド』（2012年／中外医学社）

・D. S. MINORS et al "DOES 'ANCHOR SLEEP' ENTRAIN CIRCADIAN RHYTHMS? EVIDENCE FROM CONSTANT ROUTINE STUDIES" J. Physiol.（1983）451-467

・Hans PA VAN DONGEN, et al "sleep debt:Theoretical and empirical issues" Sleep and Biological Rhythms 1（2003）5-13

・Sara C.Mednick, et al "The restorative effect of naps on perceptual deterioration" Nature Neuroscience5（2002）677-681

・菱川康夫『臨床精神医学』22：977－987「アルコール依存と睡眠障害」（1993年）

・山崎邦郎『においを操る遺伝子』（1999年／工業調査会）

・日本栄養・食糧学会『時間栄養学』（2009年／女子栄養大学出版部）

〔著者紹介〕

菅原洋平（すがわら・ようへい）

作業療法士。ユークロニア株式会社代表。

青森県生まれ、静岡県育ち。国際医療福祉大学卒業後、作業療法士免許を取得。民間病院精神科勤務後、国立病院機構にて、脳のリハビリテーションに従事。脳の回復には、睡眠が重要であることに着目して臨床実践をする。また、障害者の復職支援を行う中で予防の必要性を強く意識する。

病気予防を、面白く魅力的にするため、生体リズムを活用して企業の業績を高めるビジネスプランを作成し、SOHOしずおかビジネスプランコンテストにて、最優秀賞を受賞。その後、ユークロニア株式会社を設立。企業を対象に、生体リズムや脳の仕組みを使った人材開発を、精力的に行う。

著書に、『あなたの人生を変える睡眠の法則』（自由国民社）、『やる気がでる！超睡眠法』（宝島社）がある。

ユークロニア株式会社
http://activesleep.net

ブログ「あしたを変える！脳の話」
http://ameblo.jp/activesleep/

1つ実行するだけで人生が変わる！

誰でもできる！「睡眠の法則」超活用法

2013年9月13日　初版第1刷発行
2013年9月20日　初版第2刷発行

著者　菅原洋平
発行人　伊藤　滋
印刷所　大日本印刷株式会社
製本所　新風製本株式会社

発行所　株式会社自由国民社
〒171-0033　東京都豊島区高田3-10-11
03-6233-0781（代）振替　00100-6-189009

カバーイラスト　佐藤香苗
カバーデザイン　JK
本文デザイン＆DTP　㈲中央制作社

【参考文献】

・メラトニン研究会編『メラトニン研究の最近の進歩』(2004年／星和書店)

・Andrew Miles "MELATONIN:CLINICAL PERSPECTIVES (Oxford Univ Pr／1989)

・田ヶ谷浩邦『生体医工学』46(2):169－176「睡眠関連ホルモンの計測」(2008年)

・井上昌次郎『眠る秘訣』(2009年／朝日新聞出版)

・日本睡眠改善協議会編『基礎講座睡眠改善学』(2008年／ゆまに書房)

・井上昌次郎『快眠の科学』(2002年／朝倉書店)

・岡島義『認知行動療法で改善する不眠症』(2012年／すばる舎)

・前橋明『生活リズム向上大作戦』(大学教育出版／2006年)

・三村將『失語症研究』18(2)136－145「記憶障害のリハビリテーション」(1998年)

・河本英夫『臨床するオートポイエーシス』(青土社／2010年)

・Carlo Perfetti『脳のリハビリテーション：認知運動療法の提言〈1〉中枢神経疾患』(2005年／協同医書出版社)

・山鳥重『「わかる」とはどういうことか』(筑摩書房／2002年)

・苧阪直行『社会脳科学の展望』(新曜社／2012年)

・広重佳治『地域学論集(鳥取大学地域学部紀要)』1「行動的覚醒維持法によるマイクロスリープの実験的検討」(2004年)